AF395643

Aug. W. ROEHRICH

Ancien interne de l'Asile des Vernets.

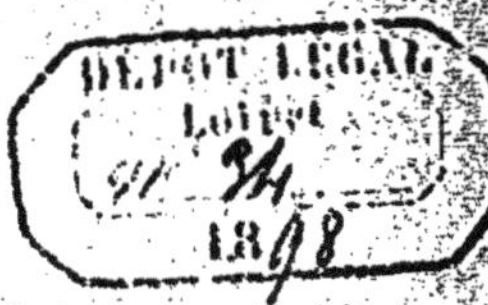

DU

TRAITEMENT PAR LE LIT

CHEZ LES ALIÉNÉS

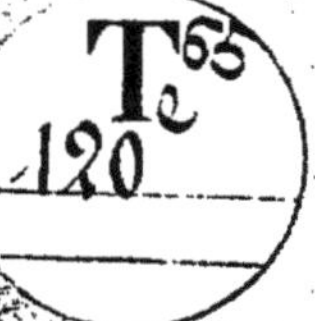

PARIS

A. MALOINE, ÉDITEUR

23-25, RUE DE L'ÉCOLE-DE-MÉDECINE, 23-25

1898

CLINIQUE PSYCHIATRIQUE DE L'UNIVERSITÉ DE GENÈVE

Aug. W. ROEHRICH

Ancien interne de l'Asile des Vernets.

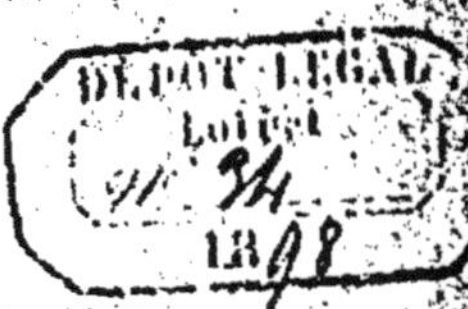

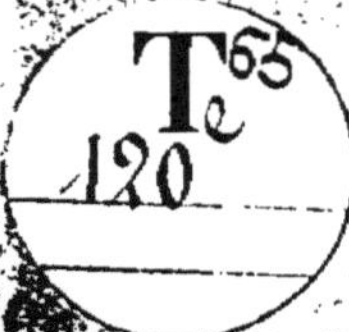

DU

TRAITEMENT PAR LE LIT

CHEZ LES ALIÉNÉS

PARIS

A. MALOINE, ÉDITEUR

23-25, RUE DE L'ÉCOLE-DE-MÉDECINE, 23-25

1898

Aug. W. ROEHRICH

Ancien interne de l'Asile des Vernets.

DU

TRAITEMENT PAR LE LIT

CHEZ LES ALIÉNÉS

PARIS

A. MALOINE, ÉDITEUR

23-25, RUE DE L'ÉCOLE-DE-MÉDECINE, 23-25

1898

La Faculté de Médecine autorise l'impression de la présente thèse, sans prétendre par là émettre d'opinion sur les propositions qui y sont énoncées.

Le Doyen :

Dʳ VAUCHER.

Genève, le 14 novembre 1897.

AVANT-PROPOS

Le traitement de l'aliénation mentale par le séjour au lit et les moyens de l'appliquer ont été depuis une trentaine d'années l'objet de quelques publications, de nombreuses communications et discussions dans les réunions des médecins aliénistes. A côté de sa portée thérapeutique spéciale, le traitement par le lit place en effet sur un terrain essentiellement pratique toutes les questions relatives à l'organisation intérieure, au fonctionnement des hôpitaux consacrés aux aliénés et implique en lui-même d'importantes modifications dans l'installation et la marche du service médical.

Les difficultés de toute nature qui aujourd'hui encore, entravent l'œuvre nécessaire de la transformation des asiles, conservent au système clinothérapique toute son actualité. C'est la raison qui nous a engagé à exposer dans ces quelques pages les expériences faites dans ce domaine à l'Asile des aliénés de Genève depuis l'aménagement du quartier de surveillance continue.

Nous exprimons toute notre gratitude à notre maître, M. le professeur J. Martin, Directeur et Médecin en chef de l'Asile, dont la bienveillance et les conseils nous ont guidé dans le cours de ce travail.

APERÇU HISTORIQUE

Comme la médecine générale, la science de l'aliénation mentale est tombée au moyen-âge aux mains des empiriques. L'obscurité dans laquelle elle reste plongée pendant de longs siècles nous fait apprécier d'autant plus les études que lui ont consacrées les médecins de l'antiquité et les opinions élevées qu'ils ont professées à son endroit. Certains chapitres de leurs écrits nous étonnent par la finesse de l'observation clinique. Les indications qu'ils contiennent relatives aux soins à donner aux aliénés ne sauraient souvent être désavouées de nos jours, particulièrement en ce qui concerne la restriction à apporter dans l'emploi des moyens de contrainte et de rigueur.

L'excellence de leurs préceptes, marqués au coin d'un grand sens clinique et des tendances humanitaires les plus avancées, permet de supposer qu'il existait dans l'antiquité des lieux ou les aliénés étaient réunis et traités. Mais aucun document ne nous fournit à cet égard de renseignement certain.

Malgré leur signification purement historique, jetons cependant un coup d'œil sur les travaux des anciens, puis signalons en passant les grossiers errements des temps qui suivirent. Un rapide examen des étapes parcourues nous donnera une idée plus exacte des progrès accomplis dans la seconde moitié de notre siècle, les acquisitions nouvelles lentement préparées, les conquêtes successivement grandissantes dans le domaine du respect de la liberté des aliénés, nous apparaîtront ainsi sous leur véritable jour, leur valeur ressortira plus clair et plus élevée. —

Hippocrate, Galien, Hérophile, Asclépiade puis *Arétée* étudient les maladies nerveuses et mentales, mais cherchent surtout à en établir la symptomatologie sans fixer de règle à suivre dans l'isolement ou la contention des malades.

Coelius Aurelianus (450 après J. C.) dont les œuvres ne sont en grande partie que la collection et la traduction de celles de *Soranus* (95 après J. C.), établit en principe que les individus privés de raison doivent être soignés par les médecins et non par les philosophes. Le premier il cherche à imprimer au traitement de ces malades des tendances simples et pratiques. A la suite de discussions théoriques sur l'étiologie et la nature des affections mentales, il insiste d'une façon claire et détaillée sur les soins que réclament les différentes formes de la folie. « Les maniaques, dit-il, doivent être placés dans un milieu médiocrement clair, d'une température modérée et dont la tranquillité ne soit troublée par aucun

bruit..... Leurs lits doivent être très solidement assu-
jettis et placés de telle manière que les malades ne
voient pas les personnes qui entrent et ne soient pas
irrités par la variété des figures. — S'ils sont dans
une agitation telle qu'on ne puisse leur donner d'autre
coucher que la paille, elle doit être bien choisie, pré-
parée, dépouillée de tout ce qu'elle contient de dur,
afin que son contact soit doux et inoffensif... S'ils
s'agitent et se laissent difficilement contenir ou s'ils
sont irrités par la solitude, il faut recourir à un certain nombre de surveillants et leur ordonner de se
rendre maîtres des malades pour ainsi dire sans qu'ils
s'en aperçoivent, en s'approchant d'eux comme pour
leur faire des frictions, afin de ne jamais les provo-
quer. Si la vue des hommes les irrite et seulement
dans des cas très rares, on emploiera les ligatures,
mais avec les plus grandes précautions, sans aucune
secousse, en recouvrant attentivement toutes les ar-
ticulations et avec soin de ne se servir que de liens
d'une texture molle et délicate, car les moyens de répression employés sans ménagement, augmentent et
même font naître la fureur au lieu de l'apai-
ser » (6, p. 26).

On le voit, les soins prodigués aux aliénés étaient l'objet de prescriptions minutieuses qui recommandaient
avant tout l'emploi de la douceur. En 630 *Paul d'Egine*,
traitant de la phrénésie, renouvelle certaines erreurs
mais aussi les sages conseils de ses prédécesseurs.
« Si les mouvements des malades sont désordonnés,

ils seront réprimés chez les riches par leurs esclaves, chez les pauvres par des liens flexibles et disposés de telle sorte qu'ils ne puissent jamais blesser ni même causer d'irritation... Il faut, surtout, contenir les maniaques avec les plus grands ménagements et par exemple faire qu'ils soient portés sur un petit coucher suspendu dans l'intérieur d'un lit construit exprès pour eux. » (6 p. 52 et suiv.).

Ces recommandations suffisent pour considérer la psychiatrie antique arrivée sous le rapport du traitement des états d'agitation, à un haut degré de perfection, en regard des siècles de ténèbres pendant lesquels elle végète et disparaît jusqu'à la réforme des Cullen, des Chiarugi, des Pinel, des Conolly.

Considérés comme des êtres presque toujours indignes de commisération, dangereux, frappés de maux surnaturels dus à la sorcellerie ou aux maléfices des démons, les aliénés sont traités pendant douze cents ans par l'exorcisme, les talismans et les incantations. Victimes de l'ignorance et du mysticisme, instruments de superstition entre les mains de prêtres fanatiques, objets de terreur et de répulsion pour la populace, ils sont mis au ban de l'humanité et subissant les plus cruels tourments. La lapidation et la mort sur le bûcher ne sont rien auprès des souffrances et de la lente agonie que leur réservent les fers, les cabanons et les cachots.

« Si aucun moyen ne réussit, dit *Paracelse* (1530), il faut les jeter dans la plus profonde obscurité afin

qu'ils ne contaminent pas toute la ville, leur maison et le pays par la puissance de leurs esprits animaux ».

Des hommes distingués mêlent aux prescriptions les plus saines, la mise en œuvre des croyances les plus aveugles de leur époque. *Félix Plater* (1537-1617) préconise dans sa « Praxis medica » l'influence bienfaisante d'une bonne alimentation, des changements de milieu et de préoccupations. On doit employer successivement avec le fou la consolation, les exhortations, la persuasion puis les menaces et les coups. — *Z. Lustianus* (1571-1642) rapporte l'histoire d'un de ses malades qui se sentait si glacé qu'il estimait que le feu seul pourrait rendre à son corps la chaleur perdue. Il l'enferme dans une pelisse étroitement cousue à laquelle il fait mettre le feu. — En 1788, à Magdebourg, quarante-huit aliénés des deux sexes vivaient pêle-mêle dans la même pièce, gardant nuit et jour les mêmes vêtements. Aussi les maladies contagieuses les déciment parfois cruellement. — Ailleurs ils croupissent chargés de fer dans des cachots humides. On les tient pour responsables de tous leurs actes et on leur inflige en conséquence des punitions variées, le fouet, les douches prolongées, etc., sans parler des courroies, entraves, menottes à vis, des colliers, des corsets de fer, des lourdes chaînes avec lesquelles on garrotte tous ceux qui passent pour dangereux. — En 1807, *Horn* emploie la machine rotative de Cox dont il déclare obtenir d'excellents résultats. Il guérit plusieurs malades en les mettant dans un sac fermé aux

deux extrémités. « L'usage du sac, dit-il, diminue
l'influence de la lumière sur l'aliéné, le prive de la
vue de l'entourage et restreint les mouvements intem-
pestifs par lesquels il peut nuire aux autres et à lui-
même. » Les sétons, les moxas, l'application du cau-
tère, les frictions stibiées sont regardés comme des
moyens médicaux de premier ordre. — *P. Schneider*
(1824), conseille pour réveiller chez le patient le sentiment de sa personnalité, de lui passer des fers rouges
sur la plante des pieds ou de lui verser de la cire à
cacheter dans la paume des mairs, le second procédé
étant moins actif que le premier. Il flagelle encore
certains sujets avec des orties ou les enferme dans un
sac rempli de fourmis vivantes (53, p. 26 et suiv.). —
Le sac, l'armoire, le cercueil ou caisse anglaise, la
roue creuse, le masque d'Autenrieth, la poire d'angoisse, la camisole de force sont des calmants anssi
inoffensifs qu'efficaces.

La science de l'aliénation mentale renaît au commencement du xixe siècle. Sous le souffle puissant des
idées égalitaires, des hommes de cœur, indignés à
juste titre de l'abandon dans lequel meurent les fous,
s'occupent avec ardeur d'améliorer leur sort malheureux. — C'est avec beaucoup de peine que *Pinel*, lut-
tant contre les préjugés de son temps, les délivre des
chatnes, réglemente leur alimentation, s'élève avec
force contre l'abus de la phlébotomie. On construit
des bâtiments qui leur sont spécialement destinés ;
on les retire des prisons, des hôpitaux de vénériens

avec lesquels ils vivent confondus. C'est l'aurore de l'ère de l'hospitalisation des aliénés ; on les considère comme des malades dont l'état réclame des soins spéciaux. — Mais les funestes principes, les erreurs des siècles précédents, transmis et perpétués par la tradition, persistent avec ténacité. L'œuvre de Pinel ne fait son chemin qu'avec lenteur, pendant plus de trente ans encore la répression est utilisée sur une large échelle. *Leuret* (1834) prône fort le traitement par l'intimidation. Il administre la douche froide et le jet de lance jusqu'à ce que le patient devienne docile, se déclare vaincu et avoue l'inanité de ses conceptions délirantes. — Et de nos jours, malgré *Conolly*, la camisole, les liens de toutes sortes, sans parler du restraint cellulaire, n'ont pas encore totalement disparu.

De 1830 à 1860 on tend de toutes parts à introduire des modifications profondes dans l'assistance des aliénés. Les améliorations constantes et progressives que les spécialistes cherchent, durant cette période, à apporter à leur sort et en particulier l'abolition des moyens de contrainte permettaient seules l'usage d'une mesure d'apparence aussi simple que le traitement par le lit. La notion de l'asile considéré uniquement comme un refuge, moyen de protection de la société qui y relègue ses membres malades devenus nuisibles, comme une vulgaire garderie, se perd de plus en plus, l'hôpital apparaît.

« La section des fous tranquilles en traitement, à

placer en cellule, se trouve supprimée, parce que l'expérience démontre chaque jour que ces malades doivent être mis en dortoir dès qu'ils ne sont pas agités... Aussitôt qu'une furieuse devient calme, à la Salpêtrière, on la passe de suite dans un dortoir et cette vie nouvelle, au milieu de compagnes paisibles, produit une salutaire impression sur son intelligence et la façonne aux habitudes d'ordre et d'intelligence. » (*Sc. Pinel*, 1836 4. p. 6). — *Brósius* (1862) et d'autres médecins conseillent de traiter les maladies mentales aiguës par le repos et l'isolement.

Les asiles étant créés, c'est naturellement aux malades qui présentent des impulsions au suicide ou aux mutilations que s'adressent les premières mesures de surveillance permanente (*Esquirol*). Cette catégorie d'aliénés groupés par nécessité, forme le noyau du quartier de surveillance continue (*Parchappe*, 1853). Puis, peu à peu, l'on songe à faire bénéficier des mêmes avantages les malades tranquilles dont on n'est pas sûr ou qui réclament une attention particulière. Les déprimés restent immobiles, sont sujets aux stases sanguines, aux œdèmes, ils se nourrissent irrégulièrement, maigrissent, perdent leur force de résistance. Le service médical n'étant pas encore organisé avec un personnel suffisant, *Griesinger* (1865) évite d'aliter les mélancoliques en général. Il estime que le ralentissement de la circulation, la constipation, l'atrophie des muscles sont encore augmentés par le séjour au lit. « Ce n'est que dans certains cas de mélancolie aiguë avec diminution générale des forces que le séjour au lit est convenable et nécessaire, » (13, p. 548).

C'est en réalité à *Guislain* que nous sommes redevables d'avoir fixé pour la première fois les indications et d'avoir insisté sur les résultats du repos au lit, auquel il reconnaît la qualité de véritable moyen de thérapeutique. Dans ses excellentes « Leçons orales sur les phrénopathies (7), il fait avant tout ressortir l'importance capitale du repos en général, comme base première de tout traitement. Puis il ajoute : « Presque tous nos mélancoliques sont couchés dans leur lit. Je prescris le repos du corps. Le lit sera pendant toute la première période du mal une des grandes ressources du traitement. D'abord, le patient sera couché la nuit et pendant une grande partie du jour. Il se lèvera de temps en temps, restera assis pendant une heure, deux heures, puis se couchera derechef... Partant du même principe, je considère comme une pratique contraire au salut des malades, de les forcer à se lever de bon matin et à se promener au grand air. Les mélancoliques ont besoin de repos ; la plupart n'ont pas du tout dormi avant leur maladie.

« Eh bien, on ne saurait imaginer combien le décubitus prolongé facilite chez ces aliénés le retour du calme. Aussi, dans ces établissements, mes soins tendent-ils sans cesse à diminuer le tumulte et l'agitation, à recommander le repos et à faciliter le sommeil.....

« Si, en procédant de cette manière, on n'obtient pas
ce que l'on peut appeler la guérison, on parvient néanmoins à diminuer l'éréthisme morbide et à préparer le
terrain pour un rétablissement futur. Je le dis avec
une intime confiance, nul moyen ne m'a fourni des
résultats plus satisfaisants dans le traitement de la
mélancolie, que celui que je viens d'indiquer ». (7, p. 22).

Mais c'est en vain que l'on cherche dans le chapitre
consacré aux états d'excitation maniaque le conseil
d'appliquer cette méthode nouvelle.

Pour Parchappe (1833) de même, l'isolement cellulaire reste la mesure généralement prise envers les
agités. Ce dernier auteur conseille l'installation d'un
quartier de traitement et d'un quartier de surveillance
continue.

Parchappe et *Guislain* sont donc les deux médecins
qui ont établi les fondements du traitement par le lit
employé d'une façon générale et plus ou moins systématique, le premier en le rendant possible par l'aménagement de la section de surveillance, le second en
attirant l'attention sur les résultats bienfaisants de la
méthode. Mais, à vrai dire, la question telle qu'elle est
discutée de nos jours, ne date de fait que des travaux
de *Ludwig Meyer* de Gœttingen. C'est lui qui paraît
avoir pris l'initiative d'étendre aux agités l'indication
du repos permanent au lit. Dès 1856, il maintient sys-
tématiquement tous les maniaques couchés (25, p. 8).
Peu d'années après (1869), Scholz à Brême commence

à traiter ses agités de la même manière et n'a qu'à se féliciter des résultats qu'il en obtient (40, p. 255). — Cependant l'attention des psychiatres n'est pas encore portée sur la question ; peu nombreux sont ceux qui ont introduit le système dans leur Asile.

Rabow, élève de L. Meyer, dans un article publié en 1876 dans la « Berliner Klinische Wochenschrift ». (19), signale les grands avantages du séjour prolongé au lit et fait un rapide exposé du traitement des agités tel qu'il est pratiqué à la Clinique psychiatrique de Gœttingen. Abstention complète d'opium, de morphine, de chloral, etc. Les états d'excitation doivent et peuvent, à de rares exception près, tous être soignés au lit. L'agitation diminue rapidement d'intensité, sa durée est notablement abrégée. Jamais il n'a observé d'inconvénients venant du séjour au lit. La circulation du sang devient plus régulière, la perte des forces est réduite au minimum. Comme adjuvants au traitement, il préconise les bains tièdes, surtout en cas d'insomnie (une demi-heure le soir). La douche est supprimée. — Lorsqu'il existe de l'excitation génitale, on se trouve bien de l'administration du bromure de potassium (3-5 gr. *pro die*). Si l'agitation du malade est extrême, qu'il ne supporte aucun vêtement, il doit être isolé dans une chambre forte abondamment pourvue de varech. C'est la seule restriction que Rabow fait à l'usage du lit. Elle n'est même plus admise aujourd'hui par la majorité des auteurs, le bain prolongé permettant d'éviter l'isolement cellulaire et d'appliquer ultérieurement et plus rapidement le traitement par le lit.

Wille (2) considère le repos comme l'indication fondamentale à remplir dans les maladies mentales. Il doit être obtenu pour l'aliéné à tout prix, aussi bien qu'il est indispensable pour réparer la fatigue musculaire ou pour soigner une fracture. Mais le meilleur repos n'est pas toujours procuré par le lit. Celui-ci n'est utile que dans certain cas qu'il est impossible de déterminer d'avance. L'alitement, dit Wille, est utile dans certains cas, inutile dans d'autres, quelquefois défavorable, enfin exceptionnellement impossible. Le médecin doit vouer un soin tout particulier à ramener ou à maintenir le sommeil. Il se servira à cet effet des bains, des enveloppements tièdes, de l'opium, du chloral, des bromures. Le vin et la bière, administrés à propos, suffisent souvent à combattre l'insomnie.

Pour plusieurs, on le voit, la question du traitement par le lit, était déjà complètement résolue il y a vingt ans. A Gœttingen, en particulier, ce traitement règne en maître.

Dans un travail fait dans le service du professeur L. Meyer, *Flersheim* relate huit cas de manie traités uniquement par le lit. Il estime que l'alitement en a très sensiblement raccourci la durée et que c'est à lui que dans certains d'entre eux est due l'issue favorable de la maladie.

Nous les résumons dans le tableau suivant.

Numéros d'ordre.	SEXE.	AGE.	RÉCIDIVE.	HÉRÉDITÉ.	DURÉE.	ÉTAT de SORTIE.	OBSERVATIONS.
1.	f.	27		?	4 mois.	Guérie.	
2.	f.	27		?	9 mois.	Guérie.	
3.	m.	35	1	?	?	après 3 mois quitté non guéri.	
4.	m.	23	3	Forte, convergente.	6 mois.	Guéri.	Débilité mentale congénitale.
5.	f.	29	3	Paternelle forte.	9 mois 1/2	Guérie.	
6.	f.	19		?	3 mois.	Guérie.	Faiblesse d'esprit.
7.	f.	21		Convergente faible.	25 mois.	Guérie.	
8.	f.	21	2	Maternelle faible.	4 mois 1/2	Guérie.	Typhus à 8 ans.

Ainsi, dans ces huit cas, la durée a varié de 3 à 25 mois. Nous admettons qu'il serait aisé de réunir huit manies aiguës suivies de guérison dans les mêmes limites de temps et qui n'auraient pas suivi le traitement par le lit. Mais n'en est-il pas de même dans le reste de la pathologie ? La guérison aurait-elle été retardée sans le décubitus prolongé ? N'aurait-elle pas eu lieu ? C'est ce qui reste à décider. La réunion d'un très grand nombre de recherches dans ce sens nous

ROEHRICH

autorisera sans doute plus tard à déduire des conclu-
sions fermes à cet égard. L'observation minutieuse du
malade, ses réactions dans les divers milieux où on le
place, l'évolution différente de cas similaires soumis
à un autre traitement, peuvent seules emporter la conviction de l'action effective de la méthode employée.
Cette conviction est souvent absolue sans cependant
être toujours démontrable.

Le principe de l'alitement généralement admis, on
se préoccupe activement d'améliorer l'installation et
d'assurer le fonctionnement du quartier de surveillance
continue. *Paetz, von Gudden, Scholz* complètent,
jusque dans les moindres détails, les renseignements
relatifs à son organisation. Ce quartier doit former un
petit hôpital complet à l'intérieur de l'asile. Dortoirs
multiples réunis de façon à pouvoir être surveillés le
plus facilement possible, salle de jour et réfectoire.
Chambres séparées à un ou deux lits, cabinet de bain,
logement d'un infirmier supérieur responsable, d'un
médecin même, rien n'y manque. C'est une division à
part, complète, se suffisant à elle-même, ayant son
personnel propre et installée de manière à obtenir dans
tous les cas l'effet thérapeutique maximal avec la
moindre nuisance pour le malade.

Dans ces dernières années, *Neisser* (42) remet à
l'ordre du jour le traitement par le lit (Bettbehandlung)
dont il se fait l'ardent apôtre. Au Xe congrès de Berlin, en 1890, il expose les résultats obtenus à l'asile
de Leubus, *Heilanstalt* ou asile pour aliénés curables,

dont le début de la maladie ne remonte pas à plus de six mois. Tous les nouveaux malades sont, à leur entrée, alités pendant huit jours au moins. Tout agité maniaque doit être maintenu au lit dont l'action calmante est utilement secondée par les pratiques hydro-thérapiques. — La surveillance ne doit pas faire défaut un seul instant. Constamment l'infirmier doit installer à nouveau l'agité dans son lit. S'il présente une grande perte des forces, dans les psychoses asthéniques, une attention spéciale sera voué à son alimentation ; on le soumettra fréquemment à des frictions alcooliques.

Neisser constate une évolution moins accidentée de tous les états d'excitation. Sans pourvoir affirmer que la maladie soit de moindre durée, il semble parfois que le traitement appliqué à temps peut couper court à l'accès. Le séjour au lit sera prolongé jusqu'à augmentation régulière et durable du poids du patient. La transition entre l'alitement et toute nouvelle manière de vie doit être lente, progressive. Le convalescent se lèvera d'abord seulement pendant quelques heures par jour, il prendra par exemple ses repas hors du lit, puis sera graduellement amené à vivre au milieu des autres malades, debout, vaquant à diverses occupations. — Le psychiatre allemand insiste sur l'impossibilité d'établir une règle de conduite absolue et uniforme, chaque malade présentant de nouvelles indications.

A la suite de l'introduction du traitement clinothérapique, l'isolement cellulaire est tombé à la proportion infime de 1 °/₀. — Plus tard, Neisser (55) traite par le lit plusieurs épileptiques. Là encore il n'eut qu'à se louer des effets du traitement. Rapidement les malades prirent un aspect des plus réjouissants, les accès convulsifs diminuèrent de fréquence ainsi que les périodes d'excitation dont il note la brièveté.

Pendant ces dix dernières années, et grâce aux efforts persévérants surtout de Scholz, de Neisser et de Paetz, le principe du séjour prolongé au lit se répand de plus en plus. En Russie, plusieurs aliénistes l'ont expérimenté avec succès et de toutes parts abondent les témoignages les plus affirmatifs de l'excellence de la méthode. — L'isolement cellulaire dont l'application temporaire s'impose encore parfois dans les asiles mixtes (Heil und Pflegeanstalt), tombe de plus en plus en défaveur, il reste le dernier des moyens, celui que l'on n'emploie qu'à contre cœur et à toute extrémité.

SURVEILLANCE CONTINUE

INDICATIONS DE L'ALITEMENT ET MESURES ACCESSOIRES

L'Asile des Vernets, ouvert en 1838, a été construit pour 50 à 55 lits pour chaque sexe, répartis dans chaque moitié du bâtiment en chambres à un lit et onze dortoirs de deux à huit lits. Quatre cellules étaient réservées aux malades agités ou dangereux. — Un dortoir de quatre lits seulement dans les premières années, de 8 lits de 1892 à 1894, servait d'infirmerie ; aussi arrivait-il fréquemment que les malades souffrants étaient alités en dehors de cette salle, disséminés dans les dortoirs, sans surveillance. Les agités aigus placés suivant le degré de l'agitation dans deux divisions de 20 à 25 malades avec jardin commun et salle de réunion, étaient maintenus en contact permanent avec les chroniques, les déments, les épileptiques.

En 1894 fut organisé un service de surveillance continue. Les deux figures ci-jointes montrent l'état des lieux avant et après l'installation de ce quartier spécial.

ÉTAT ANCIEN

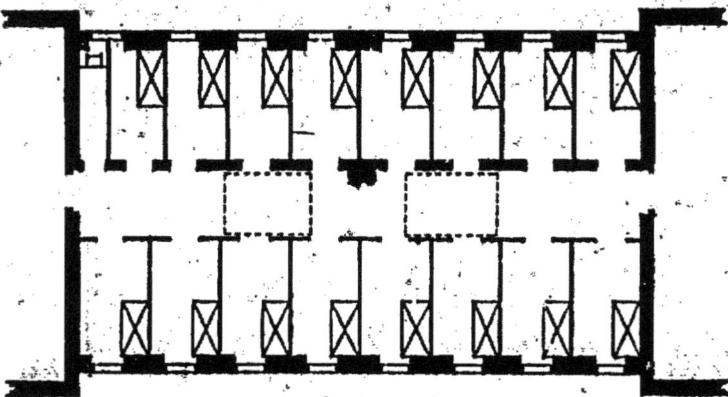

ÉTAT ACTUEL

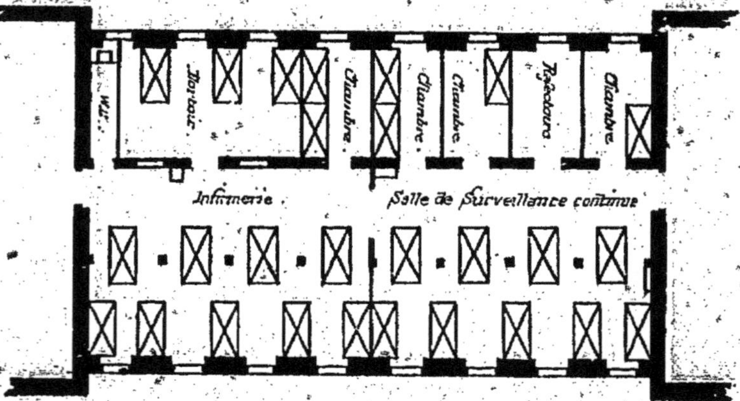

Les cloisons qui séparaient les chambres à un lit ont simplement été supprimées d'un côté, de façon à obtenir deux grands dortoirs qu'est venu agrandir encore l'espace antérieurement occupé par le corridor de passage. Par cette modification, on a créé deux salles spacieuses qui répondent, à quelques détails près, aux desiderata exprimés par tous les aliénistes qui se sont préoccupés de l'aménagement du quartier de surveillance. Deux grands dortoirs de 10 à 12 lits, contigus, reliés par une porte de façon à permettre une surveillance simultanée.

En face et s'ouvrant directement sur la salle principale, 4 chambres plus petites, servant l'une de réfectoire et de salle de jour, les autres, à 1 ou 2 lits, destinées aux malades dont l'état réclame plus de tranquillité, tout en exigeant une surveillance de tous les instants. La simplicité de ces transformations et les modifications d'une portée considérable qu'elles entraînent avec elles dans tout le service médical de l'Asile, comme nous l'établirons ultérieurement, démontrent d'un côté le parti que l'on peut tirer d'un bâtiment même très ancien, de l'autre combien l'installation nécessaire au traitement par le lit est chose facile et bienfaisante à tous égards.

Notons en passant qu'elle facilite le mouvement annuel des malades, et permet de faire face à un plus grand nombre d'admissions et d'éviter jusqu'à un certain point l'encombrement et la stagnation, inhérents à toutes les maisons de santé devenues insuffisantes. — Dans l'asile de Genève, soit par le fait probable de la diminution du séjour moyen des malades, soit par l'augmentation de la confiance des familles, qui internent plus volontiers leurs malades, le nombre des admissions s'est notablement élevé depuis la formation du quartier de surveillance. De 80 qu'il était en 1894, il est monté à 90 en 1895, à 124 en 1896.

Les indications qui nécessitent le séjour dans la salle de surveillance continue, ont été depuis longtemps discutées et bien établies. Restreintes primitivement aux cas aigus, elles se sont étendues peu à peu à tous les malades dont les troubles physiques ou mentaux réclament des soins spéciaux, durables ou passagers. — Nous les réunirons sous trois catégories, adoptant ainsi la division naturelle de plusieurs auteurs. — Sont passibles du séjour dans le quartier de surveillance continue :

1° Tous les nouveaux entrants, jusqu'à ce qu'une observation suffisante (3 jours au minimum), ait démontré la nécessité ou l'inutilité d'une surveillance continue ;

2° Les malades au sujet desquels il peut persister quelque doute, ceux qui exigent un traitement spécial et ceux qui doivent être suivis de près pour refus d'aliments, impulsions suicides, etc. ;

3° Les aliénés chroniques qui sont atteints d'excitation ou de dépression périodique ou intercurrente pendant leurs accès.

Dans la pièce attenante à la salle principale, soit infirmerie, nous plaçons (alités ou non), les malades infirmes, ou momentanément malpropres, un dortoir spécial étant exclusivement réservé aux gâteux valides.

Ainsi, comme le dit Kraepelin (63, p. 20) « dans sa forme actuelle, le quartier de surveillance continue, devient le noyau de l'établissement. Il réunit en lui à peu près tout ce qui concerne l'observation des malades et le traitement médical ».

1° Tous les nouveaux malades sont, à leur entrée mis au lit dans la salle de surveillance continue.

Cette règle est appliquée sans exception aucune. A son arrivée, on administre au malade un bain de propreté, si, après examen rapide, il ne se présente pas de contre indication ; puis il est alité.

Tous les observateurs ont insisté avec raison sur les avantages de cette mesure générale. Quel que soit l'état du nouvel arrivant, il est bien rare qu'elle n'exerce sur lui le meilleur effet moral. — S'il a conscience d'être amené dans une maison de santé, il a du moins de suite l'impression d'être dans un hôpital, contrairement à ce qui a lieu lorsqu'on le conduit d'emblée au milieu des autres malades. « Dans beaucoup d'asiles, dit Neisser (59, p. 452), les nouveaux entrants sont accueillis de telle manière qu'ils ne peuvent en aucune façon avoir l'impression désirable ae l'existence d'un régime médical. On leur indique le local où ils doivent séjourner et éventuellement les occupations auxquelles il peuvent se livrer. Les infirmiers leur intiment avec plus ou moins de douceur et d'intelligence d'avoir à se conformer à la discipline de la maison. S'ils protestent ou s'insurgent, on leur explique qu'ils ont été déclarés aliénés par certificat médical et doivent en conséquence passer un temps indéterminé dans l'asile. » — L'expérience quotidienne démontre le bien fondé de ces appréciations dictées par le souci de la tranquillité morale du malade. On ne saurait trop respecter la sensibilité, l'amour-propre de l'aliéné et tâcher de faciliter sous tous les rapports son entrée dans un établissement où il est presque toujours amené contre son gré. Cette quiétude constitue le premier élément du traitement.

L'alitement obligatoire facilite beaucoup l'examen et l'observation du malade. Ses appréhensions étant, sinon dissipées, du moins très amoindries, il confie plus volontiers le sujet de ses préoccupations au médecin (qu'il reconnaît d'ailleurs presque toujours comme tel en raison du milieu où il se trouve).

Les pensionnaires de 1e classe sont exemptés du stage dans la division de surveillance, à moins qu'un symptôme spécial ne permette pas qu'ils puissent être perdus de vue un seul instant et qu'on n'ait pas la facilité de leur adjoindre un infirmier particulier.

Lorsqu'il a été reconnu que le nouveau malade n'a pas ou plus besoin de séjourner au lit, il est placé dans le quartier des aliénés tranquilles, jamais avant trois jours au moins d'observation. S'il subsiste un doute, on le maintient pendant le temps nécessaire dans la salle commune, mais levé et libre de vaquer à quelque occupation sédentaire. Quelquefois même, faute de jardin et de salle de réunion annexés au quartier de surveillance, on le change de division pendant quelques heures seulement, en attachant spécialement un gardien à sa personne. Survienne la moindre complication, le patient, encore habitué à ne pas être abandonné à lui-même, se soumet facilement à être alité à nouveau. Si au contraire l'essai est favorable, il est définitivement laissé en compagnie et peut dès lors sortir librement dans le jardin, s'occuper à son gré, sous une surveillance moins active.

Quant aux cas aigus qui sont déclarés d'emblée justiciables du traitement clinothérapique, ils sont placés dans la même section. Nous aurons lieu de revenir plus loin sur les soins spéciaux qui les concernent. Signalons, chemin faisant, que pour les agités, les débiles, nous nous servons de lits de bois à bords pleins surélevés (parfois capitonnés), ce qui allège notablement la tâche des infirmiers qui doivent maintenir le malade couché. L'un des bords peut se rabattre suivant les besoins, et rester rabattu lorsque le manque de place ou tout autre motif nous oblige à tenir un malade tranquille dans ce lit spécial.

Au quartier de surveillance appartiennent en second lieu :

a) *Les malades douteux.*

b) *Ceux qui exigent des soins spéciaux.*

c) *Ceux qui doivent être suivis de près pour refus d'aliments, impulsions, suicides, etc.*

Il n'est pas rare que des aliénés soient reçus à l'asile sans aucun renseignement ou en état de convalescence et qu'ils ne présentent aucun symptôme qui permette d'être fixé à leur égard. Cependant, lorsque des indications anamnestiques ultérieures ou la constatation de certains petits signes peuvent faire présumer l'éclosion d'un état aigu, ces malades sont maintenus au lit. On pourrait leur appliquer, à ce point de vue, ce qui a été dit des nouveaux entrants. Mais nous avons voulu particulièrement faire ressortir dans ce premier groupe l'unité de l'application de l'alitement. Ces patients échappent, en effet, au triage plus grossier, si je puis dire ainsi, qui se fait pendant les premiers jours qui suivent l'admission. Ils constituent donc bien, sous le rapport de l'ordre et de la sécurité, une catégorie à part, celle des malades douteux auxquels on est tenu de vouer une attention toute spéciale, sous peine de surprises désagréables, d'accidents imprévus. Y rentrent principalement les convalescents, les épileptiques présumés et les individus suspects de simulation.

Nous ne faisons que mentionner les infirmes, les

souffrants dont l'état exige un traitement médicamenteux. Ils sont mis au lit au même titre que tout malade en général. L'infirmerie contiguë à la salle principale est spécialement affectée à cet usage.

Un point bien autrement important pour la bonne tenue de la maison est l'alitement des paralytiques généraux dans la période ultime de leur affection, de la cachexie, du gâtisme, des eschares. Les meilleurs résultats ont été obtenus par l'administration des lavements préventifs quotidiens suivant la méthode recommandée par Koeppe. L'émission involontaire des fèces est presque totalement supprimée et l'on obvie facilement aux inconvénients de l'incontinence urinaire en couchant le paralytique sur une toile imperméable doublée d'un piqué ouaté que l'on change aussi souvent que cela est nécessaire, jusqu'à cinq fois par jour. — On arrive ainsi dans la plupart des cas, à éviter les ulcérations décubitales. Dès qu'apparaît la moindre rougeur et même préventivement, on lave le malade trois fois par jour à l'eau tiède. L'ulcération et les places exposées à la pression et au contact de l'urine sont traitées par la solution de sublimé au millième, puis enduites, matin et soir, de vaseline boriquée. Les eschares sont devenues tout à fait exceptionnelles depuis que M. le professeur Martin fait strictement observer au personnel les règles suivantes : Le paralytique peut-il encore se tenir assis ? On le lève régulièrement dans un fauteuil de deux à six heures par jour. — Est-il trop faible pour être levé ?

L'infirmier doit le changer de position dans son lit environ une fois par heure (v. Gudden). — Est-il gâteux ? Changements de décubitus et lavements préventifs. — Ainsi disparaît complètement et à tout jamais l'ignoble spectacle de ces malheureux, constamment malpropres circulant au milieu de leurs compagnons ou fixés à demeure sur des sièges spéciaux. De ce fait seul, l'asile tout entier bénéficie grandement. Les salles de jour des déments et demi-agités chroniques finissent par perdre d'une façon absolue l'odeur écœurante entretenue par le séjour des gâteux.

c) Le refus des aliments n'exige pas dans tous les cas l'alitement du malade. Il suffit parfois, de ne le coucher que momentanément, quand on veut le nourrir artificiellement. Mais on est très fréquemment à même d'observer ici, l'influence bienfaisante du séjour au lit. Il dispose souvent le malade à reprendre de lui-même la série interrompue de ses repas et facilite en tous cas l'influence suggestive du médecin qui peut souvent renoncer à l'emploi de la sonde, alors qu'il paraissait de prime abord devoir être absolument nécessaire.

L'indication du lit pour les suicideurs et les impulsifs s'impose. C'est cette obligation d'une surveillance incessante, sans le concours de laquelle le médecin ne peut entreprendre le traitement de ces aliénés et en assumer la responsabilité, qui a jeté la première base du quartier de surveillance.

Autour des aliénés suicides sont venus peu à peu
se grouper ceux qui étaient atteints de psychoses
dépressives, puis les débiles et les souffrants, enfin
les agités. — Esquirol (1838) paraît avoir insisté pour
la première fois sur la nécessité de réunir les délirants
qui présentent des tendances au suicide ou aux mutilations. « Les suicides, dit-il, (5. T. I, p. 323) doivent
être mis en salles communes et jamais perdus de vue ».
Et plus loin : « Je me félicite d'avoir, le premier, fait
un précepte général de la vie commune des suicides,
même pour le coucher... ». — Dans un article sur les
asiles de la Hollande (*Ann. méd. psychol.* 1862), J. Falret signale à Meerenberg l'existence de dortoirs réservés aux suicides, « dortoirs dans lesquels ces malades deviennent l'objet d'une surveillance spéciale de
la part de gardiens qui se remplacent alternativement
pour veiller auprès d'eux sans se coucher ». — L'adop-
ption de mesures strictes à l'égard des suicideurs,
obligatoire par la nature même du symptôme auxquelles ces mesures s'adressent, semblent d'ailleurs
dater de très loin. La réorganisation intérieure de
l'asile pouvait seule permettre leur application absolue et conforme en même temps au traitement de
l'affection primordiale. Le terrain de dépression sur
lequel vient ordinairement se greffer l'obsession de
l'auto-destruction est un de ceux qui se modifie le plus
par le repos. Par le placement dans le quartier de surveillance continue sont donc remplies, les deux indications principales relatives au suicideur, l'une pro-

phylactique, l'autre curative, la surveillance et le séjour au lit.

3° *Les malades chroniques qui sont atteints d'excitation ou de dépression périodique ou intercurrente doivent être alités pendant ces accès.*

La limite est ici plus difficile à établir en théorie qu'en pratique. Il est bien évident que cette mesure, indispensable dans les cas prononcés, devient sujette à discussion lorsque l'excitation ou la dépression paraissent devoir être de courte durée ou bien sans inconvénient pour le malade ou pour son entourage. — Quoiqu'il en soit, comme pour les délires récents, le lit exerce ici encore son action modératrice d'une façon très nette. Les périodes passagères d'aggravation des symptômes habituels des chroniques, évoluent rapidement et cèdent en peu de jours au régime régulier de la salle commune.

Chez les chroniques agités, on est tenté souvent d'appliquer l'isolement cellulaire momentané qui, utile quelquefois, va cependant la plupart du temps à fin contraire du but que l'on se propose. La résistance et l'exacerbation de l'excitation sont ordinairement les mêmes, qu'il s'agisse d'aliter ou que l'on veuille isoler l'agité. Mais tandis que celle-ci cède très rapidement dans le premier cas, elle ne fait que croître pendant les quelques heures qui suivent la mise ne cellule et se ranime chaque fois que l'on vient visiter le malade. Chaque individu doit, sous ce rapport, être traité d'une façon appropriée à son état ; l'individualisation est de rigueur. — Malgré tout, nous n'estimons pas qu'il soit possible et utile de supprimer totalement l'isolement cellulaire transitoire. Il rend des services signalés, surtout dans les asiles mixtes où l'on a toujours une forte proportion d'aliénés chroniques. Comme le fait remarquer Hebold (51), il n'y a rien d'inhumain à isoler un individu, pourvu que l'isolement ne soit pas de longue durée et que le personnel, bien éduqué, le considère comme une mesure très grave, exceptionnelle, fâcheuse en général.

La garde des trois catégories de malades qui doivent être réunis sous une commune et continue surveillance, est confiée, en temps ordinaire, à deux infirmiers qui ne peuvent quitter le quartier sous aucun prétexte. Le service de nuit se fait en deux veilles ; sa régularité est assurée par un contrôleur électrique. Huit stations de contrôle sont réparties dans la maison et servent en même temps au service des rondes qui ont lieu toutes les trois heures. L'infirmier qui en est chargé couche dans une des chambres attenantes à la salle de surveillance et peut au besoin venir en aide au veilleur pour contenir un malade agité. Il a la surveillance générale de l'asile et doit lever tous les gâteux trois fois la nuit.

On s'est, depuis une vingtaine d'années, beaucoup occupé, en Allemagne surtout, de la question du per-

sonnel infirmier. Le choix de l'instruction de ce personnel, sa proportion par rapport au nombre des aliénés, la répartition des heures de repos et de travail ont
tour à tour été le sujet de longues discussions. En ce
qui concerne le quartier de surveillance permanente,
la majorité des médecins d'asile s'est montrée favorable aux permutations fréquentes du personnel. Ces
employés, hommes ou femmes, s'épuisent rapidement,
disent-ils, et ne peuvent supporter plus d'une à deux
semaines de service consécutif. La monotonie du travail, la fatigue résultant de l'abstraction qu'ils sont
continuellement obligés de faire de leur propre personne, les rendraient au bout de temps absolument
incapables de résister : ils demandent leur congé ou
un changement de division.

Sans vouloir nier les causes possibles de surmenage,
il est néanmoins aisé de remarquer que l'emploi au
quartier de surveillance présente pour les garde-mala-
des un intérêt beaucoup plus grand que le service
dans les divisions tranquilles. C'est à proprement parler
un service d'infirmier et là du moins il y a toujours
quelque chose à faire. Il n'est évidemment pas toujours
aisé de trouver un employé qui consente à remplir
d'une façon durable cette tâche astreignante, mais le
Directeur de l'asile est arrivé à y maintenir les mêmes individus pendant plusieurs mois consécutifs, pendant un
et même plus de deux ans. Le poste est difficile parmi
les difficiles. Relativement rares sont les sujets qui
prennent leur assiette dans la maison, qui ont la vo-

cation et supportent plusieurs années de suite la vie
pour ainsi dire anormale des asiles.

Nous voyons en effet dans la stabilité de ce poste de
confiance de précieux avantages. En première ligne,
la tâche du médecin est facilitée. Il est rapidement
et exactement renseigné sur les incidents qui se sont
produits d'une visite à l'autre. L'infirmier principal
a l'expérience des aliénés, sait aussi les observer et
peut à l'occasion fournir des renseignements impor-
tants pour l'histoire de la maladie, renseignements qu'il
est tenu de consigner sur un petit rapport de jour. Il
devient chef de quartier responsable, en même temps
que son aide parfait son éducation pour le remplacer
lorsqu'il quittera. Paetz (58. p. 82.) a également insisté
sur l'importance de la mission de ces infirmiers ; il
croit aussi que l'on peut facilement éviter le surmenage
par des mesures appropriées et les conserver pendant
une longue période de temps. « Les changements fréquents, dit-il, n'entravent pas seulement le service
médical, mais diminuent la sécurité des malades; car
le médecin a beaucoup plus confiance en un infirmier
qui connaît exactement l'état des patients, leurs parti-
cularités et leurs tendances, qu'en celui-ci qui ne les
connaît que superficiellement ou pas du tout et doit
constamment être rendu attentif à ses devoirs multiples.

Lorsqu'il y a un ou plusieurs malades très agités,
les deux gardiens deviennent insuffisants, surtout lorsqu'ils sont occupés aux travaux d'intérieur ou au mo-

ment des repas. Le médecin en chef leur adjoint alors le nombre de supplémentaires nécessaires à maintenir les agités au lit, à moins qu'il n'y ait indication à employer les bains prolongés ou à appliquer les enveloppements humides.

Nous aurons plus tard à revenir sur ces moyens thérapeutiques qui, avec le séjour au lit, nous permettent de renoncer presque absolument au restraint médicamenteux et à l'isolement cellulaire. Ces moyens sont réservés comme ressource ultime, et s'ils sont employés, ce n'est que pour éviter le bruit nocturne. Encore cette restriction est-elle due en grande partie à des causes d'encombrement et d'aménagement intérieur, en particulier à l'impossibilité où l'on s'est trouvé de créer deux sections de surveillance, réservées exclusivement, l'une aux agités, l'autre aux tranquilles. Une meilleure répartition des surveillés abaisserait encore la proportion de nos malades soumis à l'isolement cellulaire momentané.

Pour l'ensemble de l'asile, nous estimons la proportion de 1 infirmier pour 8 malades, indispensable pour que les mutations de service soient assurées et que les heures de repos puissent être octroyées en quantité suffisante pour éviter le surmenage. Quant au quartier de surveillance, il faut au minimum 1 surveillant pour 5 malades, en temps ordinaire.

LE TRAITEMENT PAR LE LIT

La souffrance appelle le repos. Sentinelle avancée de la défense de l'organisme, la douleur l'avertit de la présence d'un élément nocif qui attente à sa vitalité. Cet élément de trouble reconnu, l'individu se place d'instinct dans les meilleures conditions voulues pour en éviter la répétition s'il n'a agi que passagèrement, pour en atténuer, en détruire les effets, si l'action a été durable.

Toute atteinte à la vie implique en elle-même la réaction tendant à rétablir l'état antérieur. Or, le repos, c'est-à-dire le minimum de dépenses pour avoir un maximum de forces disponible, constitue la meilleure défense. L'homme malade cesse de travailler ; il cherche à refaire son énergie perdue et, dans ce but, il donne de lui-même à son corps la position horizontale comme pour le sommeil, temps de réfection des pertes physiologiques.

A tous les âges, les médecins ont ordonné à leurs patients le décubitus. L'action bienfaisante et réparatrice du lit, si banale qu'elle se sous-entend dans toute la pathologie comme la première base du traitement, a été peu étudiée parce qu'elle ne se discute pas. Il importe cependant de signaler les avantages et les inconyénients de son application dans un domaine où, admise par la plupart, elle est estimée illusoire et même nuisible par d'autres.

A part certains troubles mentaux en général accompagnés d'élévation de température ou produits par des substances toxiques, les psychoses aiguës ne paraissent pas être justiciables d'un traitement médicamenteux. L'usage des produits chimiques ne s'adresse qu'aux symptômes. La genèse des désordres psychiques, basée avant tout sur une constitution défectueuse des centres nerveux qui présentent un défaut de résistance au courant perturbateur des causes propres à troubler leur fonctionnement régulier, ne saurait le plus souvent être atteinte par un traitement spécifique. — En conséquence, étant donné l'impossibilité de combattre les affections mentales déclarées en s'attaquant à leurs causes par des moyens pharmaceutiques, tout l'effort devra tendre à placer le patient dans les conditions les plus favorables pour permettre à son organisme de lutter et finalement d'arriver à vaincre la maladie qui le mine. En face de la diversité des troubles nerveux et surtout des terrains sur lesquels ils évoluent, s'impose forcément le principe de l'individualisation thérapeutique qui est en contradiction apparente avec l'application uniforme et durable d'une méthode de traitement. C'est pourquoi l'emploi systématique du repos au lit se restreint, à notre avis, à un certain nombre de cas seulement. Mais il en est autrement si, tenant compte des nécessités du moment, l'on considère la clinothérapie comme la mesure moyenne de beaucoup la plus favorable pour l'aliéné, celle qui réunit le plus d'avantages et satisfait au plus grand nombre de desiderata. C'est elle, en effet qui réalise le mieux l'indication primordiale à remplir, l'obtention du repos. — Personne ne songe à contester la nécessité absolue et les bienfaits qui résultent de l'isolement des aliénés dans les maisons de santé, hors du milieu qui a vu naître et dont les éléments ont peut-être provoqué l'éclosion de la psychose. Le malade ne peut être soigné à domicile qu'avec beaucoup de peine. La sollicitude même que lui porte son entourage lui est quelquefois nuisible en fournissant un aliment continuel à ses préoccupations délirantes. — Or, le séjour prolongé au lit ne fait qu'accentuer, mettre en valeur une mesure dont le but est en définitive le repos psychique du malade. Il est en quelque sorte l'hospitalisation de celui qui n'était jadis qu'un interné.

Suivant l'expression de Scholz, c'est le repos au lit qui est le meilleur moyen d'instituer le traitement par le lit. En effet, le premier résultat de la méthode est de faciliter les moyens d'action, d'en permettre même qu'on ne saurait concevoir sans cette base. — Ceci est particulièrement vrai et capital en ce qui touche au traitement psychique, et ce par deux voies différentes, premièrement en facilitant l'influence immédiate du traitant sur le traité ; secondement, indirectement, en élevant le niveau moral de l'asile tout entier.

Apaisé par un repos physique et spirituel qui succède si souvent à une période d'agitation et de tumulte, l'aliéné alité devient, dans la grande majorité des cas, beaucoup plus accessible à l'influence calmante que cherche à exercer le médecin sur son esprit. — Celui-ci n'arrive pas rarement à obtenir des réponses, à se voir écouté et obéi du malade en apparence le plus récalcitrant, le plus incapable de fixer pendant quelques instants son attention au même objet. Les moindres détails, les pressions les plus délicates entrent souvent en jeu dans cette action suggestive, variant à l'infini suivant l'état du patient, son degré d'instruction ou d'affectivité. Derniers et vagues vestiges des notions de convenance, du respect de la tranquillité du voisin, soumission partielle obtenue par des tentatives patientes et répétées de réveiller le sentiment de sa situation présente, tout doit et peut le plus utilement être mis à contribution chez l'aliéné alité pour diminuer son éréthisme morbide. L'action des circonstances ambiantes, que l'on s'accorde d'ailleurs à reconnaître comme effective dans la détermination des troubles mentaux, ne saurait être omise sans préjudice pour le malade, lorsqu'il s'agit de modifier la marche, d'arrêter l'évolution de ces troubles. Il se présente, il est vrai, telles occasions où cette action paraît nulle ou réduite à un minimum à peine appréciable. Mais peut-on se priver d'un moyen général de traitement qui, à de rares exceptions près et dans les cas défavorables, peut tout au plus être considéré comme inefficace ?

Le séjour au lit peut donc être envisagé à ces deux points de vue généraux : 1° Action physique, caractérisée par une dépense minimale des forces, d'où régularisation de la circulation, de la respiration, des fonctions rénales, cutanées, etc. 2° Influence psychique, la « suggestion du lit » qui, très fréquemment atténue, supprime même certains symptômes morbides surajoutés dépendant du milieu.

Tandis que les aliénés chroniques qui circulent dans les préaux diminuent quelquefois d'embonpoint, nos malades alités ont tous présenté pendant les premiers temps du traitement une légère augmentation de poids. — Presque constante aussi dans les cas aigus, elle s'efface d'ordinaire au bout de peu de jours pour reparaître progressive et durable lors de la convalescence. L'amélioration de l'état général marche dans la règle de pair ou précède de peu l'amendement des symptômes psychiques. Elle se traduit toujours par une élévation de la courbe du poids. Moins marquée dans l'excitation maniaque d'intensité moyenne, les délires dépressifs transitoires, l'hypochondrie où l'amaigrissement est faible, elle est remarquablement rapide dans la manie intense, la mélancolie type, la confusion mentale primitive et tous les délires hallucinatoires aigus, affections qui (ces dernières surtout) sont presque constamment accompagnées d'une dénutrition profonde. En peu de temps on voit survenir une différence qui peut s'élever jusqu'à trois ou quatre cents grammes par jour,

Il n'est pas possible d'établir une relation directe entre les troubles digestifs si banals chez l'aliéné et les variations de son poids. Quoique l'on observe quelquefois entre ces deux éléments un rapport de cause à effet, comme c'est le cas dans d'autres maladies générales, le plus souvent les processus d'assimilation et de dénutrition ne paraissent pas être sous l'influence immédiate de l'état des voies digestives, mais bien dépendre des perturbations du système nerveux central qui ont produit et entretiennent la psychose. — Dans l'une et dans l'autre hypothèses, d'ailleurs, le séjour au lit, employé avec certaines précautions, convient également bien et remédie aux inconvénients du défaut d'ingestion ou d'assimilation des aliments. Il sera, par exemple, facile de surveiller les malades qui mangent gloutonnement, sans mâcher, ceux qui ont une tendance à la constipation et dont l'état somatique est compromis par ce seul fait.

Dans le décubitus prolongé, le pouls diminue de fréquence, de 4 à 8 pulsations par minute. Jamais nous n'avons été à même de constater les diminutions inouïes que signale Weir-Mittchell (27 p. 60 : « N'oublions donc pas, quand nous condamnons une personne au lit, que nous diminuons au moins de vingt battements par minute les battements du cœur, c'est-à-dire que nous ralentissons l'action cardiaque de près d'un tiers ».) Quant aux variations d'intensité du pouls, que nous avons souvent notées sous forme d'augmentation, elles ne sont ni constantes ni

régulières. — Sont naturellement exclus de ces considérations les paralytiques généraux dont les troubles
vaso-moteurs sont sous la dépendance directe du processus inflammatoire cérébro-spinal et restent, par
conséquent, en dehors de toute observation concer-
nant l'influence des agents extérieurs.

Les alités torpides sont sujets à la cyanose aux
œdèmes des extrémités. Un exercice régulier, des
frictions, des massages quotidiens suffisent à rétablir
le cours normal de la circulation.

Une attention spéciale sera vouée aux vieillards
alités. On surveillera avec soin le fonctionnement du
cœur, des reins. On évitera les stases sanguines en faisant lever le malade une heure, deux heures ou plus par
jour, dès que cela sera possible (pneumonie hyposta-
tique).

Dans toutes les formes de l'aliénation mentale, un
des symptômes les plus fréquents et les plus impor-
tants que le médecin est appelé à combattre est l'insomnie. Est-il utile d'employer les médicaments hypno-
tiques pour ramener le sommeil ? La question est très
controversée. Après expérience et d'accord avec beaucoup d'auteurs, M. le professeur Martin est arrivé
à renoncer presque complètement à l'usage des hypno-
tiques, n'y recourant qu'en cas de force majeure et
presque toujours pour des aliénés incurables qui trou-
blent le repos de leurs voisins de salle. Dans l'espace
des deux dernières années, avec un effectif moyen de
180 malades, il n'a employé comme préparations

opiacées qu'une quantité correspondant à 1 gr. 30 cent.
de morphine. Les bains tièdes prolongés constituent
le sédatif le plus efficace et qui présente le moins d'inconvénients.

Les malades atteints de psychoses aiguës dorment
rarement pendant toute la nuit. Leur sommeil est variable, intermittent, toujours insuffisant. Nos observations nous permettent d'établir que le séjour prolongé au lit favorise beaucoup le sommeil, en ce sens
que souvent pendant la journée, le patient jouit de
quelques instants de tranquillité absolue, alors que,
maintenu debout, il peut quelquefois rester pendant des
semaines entières sans reposer une seule minute. —
Dans quelques cas où l'encombrement nous a obligés
à garder dans les préaux certains agités maniaques,
nous avons remarqué que leur sommeil n'est pas meilleur lorsqu'ils ont pu circuler ainsi pendant tout le jour.
La fatigue musculaire ne paraît pas les influencer sous
ce rapport, tandis que le maintien au lit leur procure,
surtout après les repas, un sommeil tranquille dont
l'action calmante dure parfois quelques heures après
le réveil.

LE TRAITEMENT PAR LE LIT

DANS LES DIFFÉRENTES PSYCHOSES. — OBSERVATIONS.

Nous avons parlé plus haut des indications symptomatiques de l'alitement et de ses résultats généraux dans le traitement de l'aliénation mentale. Disons maintenant quelques mots de son action spéciale dans les principales formes de la folie aiguë. Quelques observations prises à la clinique psychiâtrique dans le service de M. le professeur J. Martin, et dont nous donnons le résumé, serviront à fixer les idées. Choisies parmi beaucoup d'autres, elles établissent d'abord la possibilité du traitement par le lit, puis ses conséquences en tous cas bienfaisantes, peut-être curatives.

La *confusion mentale primitive* s'accompagne presque toujours d'un état d'épuisement très prononcé et débute par un sentiment de lassitude générale, d'abattement. Le malade, indifférent à ce qui attirait son intérêt habituel, se plaint d'un vague malaise, d'une fatigue constante. Il perd l'appétit, se réveille fréquemment la nuit, puis, insensiblement, en arrive à ne plus pouvoir dormir. Le médecin conseille l'exercice, les promenades en plein air. Il administre des amers, prescrit des calmants. Or, nous estimons que c'est précisément dans cette période du début que le séjour au lit (auquel, il est vrai, le malade ne se soumet pas volontiers) rend des services précieux. L'indigent, pressé par le besoin, ne s'arrête pas de travailler, continue ses occupations augmentant ainsi chaque jour son état de faiblesse générale. Le client aisé quittera avec plaisir son milieu, mais pour chercher à calmer son irritabilité par la distraction. Il sort de chez lui, voyage, sans parvenir à dissiper l'inquiétude et le découragement qui l'envahissent. Souvent il se sent atteint lui-même et fait mander le médecin. D'autres fois, après quelques jours à peine de prodromes vagues, la maladie éclate dans son plein et le patient perd rapidement conscience de son état (Chaslin). Quelle que soit la forme du début, dans tous les cas, l'alitement est une mesure qui s'impose. Il pourra retarder, faire avorter ou même éloigner complètement l'éclosion des symptômes morbides qui caractérisent la confusion dans sa période d'état.

La même action a lieu lorsque la psychose est nettement déclarée. Comme le dit en excellents termes, M. Chaslin, le repos au lit s'attaque aux deux ordres de signes qui priment la scène, à l'état somatique toujours défectueux et aux altérations psychiques. « Il me semble nécessaire d'insister sur le maintien du malade au lit; cela ne sera pas en général bien difficile, étant donné la docilité et l'indifférence ordinaires du confus... Le repos au lit chez le confus dont l'état so-

matique est celui d'un vrai malade, a pour premier
avantage d'empêcher celui-ci de s'épuiser encore plus,
de se refroidir, et il a pour second avantage de donner
au patient le vague sentiment qu'il se trouve dans un
état pathologique, sentiment utile à faire naître au
point de vue moral (62, p. 250). » Nous pourrions ajou-
ter que, seul, il permet de suivre de près l'évolution
de la maladie et d'obvier en temps opportun aux ag-
gravations fréquentes provenant des troubles digestifs,
de la faiblesse du cœur, etc.

L'influence du décubitus prolongé sur le délire du
confus n'est pas douteuse. Au moment où la dissocia-
tion intellectuelle perd de son acuité, où les associa-
tions simples commencent à se faire, le patient
recouvre graduellement le sentiment de sa personnalité et récupère peu à peu la notion de ses relations
avec le monde ambiant. Las, hébété, subdélirant, il
renaît à une vie nouvelle, distingue les unes des autres
les gens qui l'entourent, éprouve un plaisir enfantin
aux choses les plus simples. Alité, il se sent à son
aise et cherche, surpris, à rassembler ses souvenirs
épars. Le médecin vient alors en aide à sa mémoire
en défaut et vient en combler les lacunes (celles-ci
n'existent pas toujours au même degré ; car il existe
des cas de confusion nette où le malade peut raconter
par le menu tout ce qui s'est passé depuis son entrée à
l'asile). — La confusion dissipée, il persiste quelquefois une légère suractivité psychique, un peu de dépression ou bien seulement une certaine instabilité

avec impressionnabilité affective. — Les fonctions digestives altérées reprennent leur activité normale, les échanges nutritifs se régularisent, l'état général s'améliore, le patient augmente de poids. — Il sera maintenu au lit (lever transitoire), jusqu'à ce qu'une augmentation constante de poids marchant de front avec une stabilité mentale absolue vienne le mettre à l'abri d'une rechute. Le recouvrement intégral du sommeil est un bon critère.

OBSERVATION I

Confusion mentale primitive. - Guérison complète au bout d'un mois. — Traitement par le lit et les bains prolongés.

F. Fréd..., tailleur, âgé de 44 ans, a été envoyé à l'asile le 28 mars 1897, par son médecin ordinaire qui le soignait depuis plusieurs années déjà pour des troubles dyspeptiques.

Pourvus de renseignements complets sur son ascendance et ses collatéraux, nous constatons l'absence de maladie mentale ou nerveuse de la famille.

Ses antécédents personnels paraissent témoigner d'une prédisposition spéciale aux troubles psychiques. Sa constitution est faible, il succombait facilement aux affections saisonnières. En 1883, étant en place à Paris, il est atteint d'une fièvre typhoïde grave, soignée à la Charité. A peine remis, pendant sa convalescence, il est affecté de la variole. Depuis cette époque, il a toujours conservé une grande faiblesse générale, se plaignait souvent de maux de tête, de douleurs aiguës dans le côté gauche du thorax, avec irradiation dans le bras correspondant. — Dès

1888, son ouïe s'est progressivement affaiblie, pendant un an environ ; sa surdité, assez prononcée, n'a plus augmenté depuis lors. — Marié depuis 1874, il quitte Paris en 1893 et vient s'établir à son compte à Genève.

Malgré des conditions d'existence difficiles, sa santé se maintient relativement bonne, à part les troubles gastriques qui ne le quittent pas. Bon père de famille, très consciencieux, F. prend à cœur l'entretien des siens et se soumet à des labeurs excessifs, restant souvent à son travail de tailleur de 7 heures du matin à 10 heures du soir et même minuit.

Une semaine environ avant l'admission à l'asile, les maux de tête augmentent de fréquence et d'intensité, F. se voit obligé d'abandonner ses occupations. On lui conseille la marche, les promenades à la campagne. Le 26 mars il devient triste, inquiet, Bromure de potassium, 5 gr. par jour. Le lendemain l'agitation s'accroît, le malade, contrairement à sa douceur habituelle, exige avec menaces que sa femme et sa fille unique ne le quittent pas un instant, vocifère des injures à l'adresse de ses voisins, avertit sa fille de prendre garde, d'éloigner de lui tous les couteaux, qu'il pourrait bien la tuer.

Après une nuit d'agitation extrême, on l'amena à l'asile.

Il est impossible, à l'arrivée, de procéder à un examen, même sommaire, des différents organes. Pâle, amaigri, F. F. est sous l'empire d'une violente excitation. Sa voix est rauque et voilée à force d'avoir crié et cependant il continue à vociférer, proférant des paroles incohérentes, en allemand, en français. Il passe sans transition de la tristesse, des pleurs, à la joie, au rire le plus franc ; répète 10, 20, 100 fois les mêmes mots qu'il accompagne de gestes rythmiques. Il distingue bien les unes des autres les personnes qui l'entourent, les confond l'instant d'après, ne souffre d'être approché que de certains infirmiers qu'il repousse ensuite. Au lit, les mêmes scènes continuent. Il refuse de mettre aucun vêtement, crache au visage de ceux qui le soignent, lance ses couvertures dans la salle, donne des ordres au médecin qu'il croit reconnaître pour l'avoir traité à Paris pendant son typhus.

Pas de médicaments, bains prolongés de 7 heures par jour, le reste du temps au lit.

Pendant 3 jours, pas de changement, insomnie complète. On ne réussit pas à lui faire prendre le moindre aliment ; aussi le 31 mars se voit-on obligé de le sonder. Ce jour là, il est moins agité, parle moins, d'une façon absolument confuse et inintelligible, marmottant parfois pendant une heure de suite les mêmes phrases. Accroupi dans son lit, à la manière du tailleur, il fait des grimaces, des gestes automatiques, ne tenant aucun compte de ce qui se passe dans la salle, ce que l'on peut alors sans doute rapporter en partie à sa surdité.

1 avril. — A dormi à 6 heures, sans narcotique. Demande à manger. Puis après deux jours d'immobilité et de mutisme presque absolus, il recommence à parler. Il existe maintenant une certaine suite dans les idées, il se croit à l'hôpital, à Paris, et semble très étonné de ne pas reconnaître les lieux. Des rares réponses qu'on parvient à obtenir, nous nous assurons qu'il n'a aucun souvenir de ses exploits des jours passés.

Le 6 avril, il chante, danse encore parfois dans son lit, mais reconnaît bien son entourage, se rend compte qu'il est dans une maison de santé, à Genève, répond raisonnablement aux questions qu'on lui pose, débite sans erreur la table de multiplication. La fatigue psychique apparaît très vite, au bout de quelques minutes des lacunes dans la mémoire, l'incohérence, se font sentir.

8 avril. — Appétit régulier, faible. Pouls 80, égal, petit, dépressible. L'état mental s'est encore amélioré, le malade supporte bien une heure de lecture, 3 heures de promenade dans le jardin.

10 avril. — Circule librement dans le jardin, joue aux cartes avec d'autres malades, lit les journaux avec intérêt, demande à revoir sa famille.

30 avril. — Quitte l'asile guéri.

Le poids a peu varié, en raison de la santé défectueuse antérieure et de la persistance des troubles dyspeptiques au moment de la convalescence.

                29 III. 1897.... .... 51 k. »
                 5 IV.   .... 52 k. »
                12 IV.   .... 53 k. »
                20 IV.   .... 55 k.
                30 IV.   .... 56 k. »

OBSERVATION II

Confusion mentale primitive. — Traitement par le lit et les bains prolongés. — Grande amélioration. — Rechute à la cessation du traitement par le lit. — Guérison définitive en 7 semaines.

II. Victor, 20 ans, cuisinier, est admis aux Vernets le 3 juin 1897.

Hérédité nulle. — Pas de maladie antérieure, santé habituelle médiocre, peu robuste, anémique.

La maladie actuelle date de trois jours. Sans cause appréciable, à la suite d'une simple réprimande du chef de cuisine, V..., qui a toujours été un garçon travailleur, honnête et rangé, déclare brusquement vouloir quitter sa place. Il s'aperçoit qu'on lui en veut, confie à son oncle qu'il ne se sent pas bien depuis deux jours, qu'on a tenté de l'empoisonner. Après une nuit d'insomnie, il devient de plus en plus inquiet, pleure, se lamente, dit qu'on va le guillotiner. Un médecin, appelé, lui prescrit inutilement des calmants. L'agitation ne fait qu'augmenter, il ne peut être maintenu calme un seul instant, insulte les siens, tapage nuit et jour, brise des meubles, etc.

II..., arrive à l'asile dans un état de profonde confusion, désorienté sur le lieu, les dates, etc. Il reconnaît autour de lui des amis, des parents, se dit capitaine de vaisseau, imite le sifflet du bateau, chante, crie, sanglote, murmure des paroles inintelligibles, montre du doigt des objets et des personnes de la salle, les interpelle violemment, leur fait des signes incompréhensibles. Constamment en mouvement dans son lit, il se lève, se couche, s'assied, déplace ses oreillers, secoue ses draps, saute à bas du lit, y rentre, crache partout, répète sans cesse les mêmes mots, les mêmes gestes. De temps à autre cependant il reste calme, mais on ne peut en tirer la moindre réponse adéquate, le moindre signe qui décèle la conscience de sa situation.

A part une anémie générale avec amaigrissement prononcé, on ne constate pas de trouble physique ; tous les organes fonctionnent bien. L'urine est normale.

Alitement, bains de 2 à 3 heures par jour.

Au bout de 10 jours de séjour continu au lit, toute agitation a disparu ; le sommeil absent pendant les trois premières nuits a progressivement atteint 7 heures de durée. Ayant recouvré toute sa lucidité, II. V... se rend très bien compte qu'il a été malade, mais ne se rappelle les détails de son délire que vaguement, comme un rêve. D'après son dire, il aurait eu des illusions visuelles et des hallucinations de l'ouïe, entendait nuit et jour des cris, des coups de fusil, le grondement du canon.

Le 14 juin il demande à se lever, ce qui lui est accordé sans condition. Le lendemain, réapparaît une légère excitation psychique ; il discute avec ses compagnons, est anormalement gai. Cette petite rechute provoquée apparemment par une suppression brusque et prématurée du traitement par le lit et par la reprise de la vie commune, n'est pas entièrement dissipée le 30 juin, jour où II. est rapatrié dans un asile allemand. Nous avons appris qu'il en est sorti complètement guéri et a repris son métier de cuisinier trois semaines plus tard.

Poids : 3 vi 1897. .... 40 k.
     14   50
     21   51
     28   52

Dans la *mélancolie* et les *délires dépressifs* idiopa-
thiques, il est rare que l'on ait de la difficulté à soumettre
l'aliéné au séjour au lit. D'ordinaire parfaitement cons-
cient de son état, il donne son consentement tacite à toutes
les mesures que l'on prend à son égard. Il n'en est pas
dont il s'accommode mieux, dont il souffre moins que
l'alitement. Quelquefois même il le recherche instinc-
tivement, le demande même (manie lectuaire). L'iner-
tie, l'absence totale d'énergie morale et de volonté, la
préoccupation, le souci constants que lui procurent
ses idées délirantes, font du déprimé un être qui sous-
crit d'avance à tout, s'en remet presque toujours absolument aux prescriptions qu'on lui impose. L'obstacle
le plus sérieux qu'on ait à vaincre chez lui est le refus
des aliments. Ce refus, total ou partiel, basé quelquefois sur des conceptions délirantes peut amener à sa
suite des troubles digestifs rebelles qu'il est urgent
d'éviter. D'autres fois, sans que l'on puisse exactement
déterminer le rôle de chacun d'eux, il paraît être à la
fois dépendant d'un embarras gastrique antérieur et de
la dépression cérébrale. Quoiqu'il en soit, cause ou
effet, la nécessité s'impose de combattre ce symptôme
dès le début et de surveiller attentivement l'alimentation du malade. Dans ce but, le Directeur de l'asile a

accoutumé les infirmiers à relever tous les jours exactement la nature et la quantité des aliments qu'ingèrent certains malades de façon à pouvoir les varier ou les augmenter suivant les besoins.

La dépression périodique, le délire dépressif à caractère obsessif, l'hypocondrie ne coïncident en général pas avec une dénutrition aussi prononcée que la mélancolie typique. Mais il n'est néanmoins pas rare que le délire s'attache à des idées de maladie. Dans certaines formes de délire paranoïde aigu, dans l'hypochondrie du vieillard, le patient se croit atteint de lésions physiques graves. La nourriture lui use les intestins, lui coupe la respiration, lui donne des palpitations de cœur. Il a un cancer de l'estomac, un rétrécissement de l'urèthre dont les douleurs sont accrues par l'ingestion des liquides, etc. — Dans tous ces cas, nous avons la conviction que le séjour au lit, combiné avec un exercice approprié, réduisant à son minimum la déperdition des forces, permettant d'observer de près le malade, de remédier de suite à l'aggravation des symtômes d'épuisement, évite bien souvent l'emploi de la sonde stomacale. L'alimentation artificielle n'est plus nécessaire que pour les psychoses graves d'inanition qui entrent tardivement à l'hôpital.

A propos des déprimés, mentionnons à nouveau l'indication de l'alitement, surtout au point de vue de la surveillance, lorsqu'on se trouve en présence d'un malade qui manifeste des intentions de suicide.

OBSERVATION III

*Mélancolie avec anxiété, suivie de guérison. — Durée totale
5 mois 1/2. — Traitement exclusif par le séjour au lit*

Félix L..., cultivateur, âgé de 23 ans, a une hérédité lourde-
ment chargée. Le père est buveur, deux oncles paternels ont été
atteints de maladies mentales; l'un d'eux est mort à l'Asile de
Chambéry. La mère paraît bien portante, mais un de ses frères
fait des excès de boisson. — Enfin, le malade a deux sœurs de
19 et 11 ans; l'aînée montre déjà pour les boissons alcooliques
un fort penchant qu'elle cherche à satisfaire à l'insu des siens.

A la campagne, L..., a depuis l'âge de 12 ans été occupé aux
travaux des champs. Campagnard robuste, il a toujours joui
d'une parfaite santé. D'un caractère doux et sérieux, très scru-
puleux, il apportait beaucoup de zèle dans l'accomplissement de
son travail quotidien, était gai, frayait volontiers avec les jeunes
gens de son âge, mais sans s'associer à leurs excès. Depuis sa première communion il fréquentait régulièrement l'église sans
apporter d'exagération dans ses devoirs religieux.

L'affection pour laquelle ses parents l'ont fait interner a débuté il y a 3 semaines environ. Pensif, abattu, L. recherche la
solitude. Jusqu'à la veille de son admission il continue à travailler mais machinalement, sans entrain, se plaignant de la
cherté du pain. Il se nourrit très irrégulièrement, refuse souvent
de manger, disant qu'il est indigne de vivre, qu'il devrait quitter
le toit paternel puisqu'il est incapable de venir en aide aux siens.
Le sommeil le quitte, il gémit, accuse un malaise général, une
angoisse indéfinissable. — Entrée à l'Asile le 18 juin 1890.

De grande taille, vigoureux et bien constitué, F. L. se présente à nous dans un état de dépression très prononcée. — Mis
au lit dans la salle de surveillance, il reste inerte, le regard mo-

bile, l'expression inquiète. Très inhibé, anxieux, il pousse des gémissements continuels, sursaute au moindre bruit, au plus petit geste, quand on lui tend la main par exemple. Avec beaucoup d'insistance on obtient de lui quelques paroles brèves, entrecoupées de plaintes, de profonds soupirs.

Dans ses moments de calme on parvient à force de patience à lui faire dire qu'il est un misérable, damné pour l'éternité.

Le pouls est plein, bat 60 fois à la minute.

Appétit conservé; constipation. Souvent l'infirmier doit le nourrir à la cuillère. — Le poids pris le lendemain de l'admission est de 60 k. 4.

Durant quatre mois consécutifs, cet état d'anxiété persiste sans modification importante. La plus grande partie du tem le patient reste assis sur son lit, exhalant de grands soupirs, se tenant la tête à deux mains de l'air du plus profond désespoir. A de rares intervalles il profère quelques mots qui laissent supposer qu'il est sous le coup d'hallucinations auditives pénibles. — L'alimentation se maintient suffisante ; on n'a pas recours à la sonde. — Le sommeil est satisfaisant. Puis graduellement, au commencement d'octobre, l'anxiété se dissipe, le malade s'intéresse quelque peu à ce qui l'entoure, esquisse parfois un sourire furtif. L'état général va s'améliorant ; on lève le patient pendant l'après-midi. Fin octobre, il est déjà beaucoup plus communicatif, demande des nouvelles de sa famille qu'il voudrait rejoindre. Il conserve encore une certaine tristesse, une grande impressionnabilité, a des moments d'abattement et de scrupules exagérés. — Le 16 novembre, il nous donne des détails très précis sur sa vie antérieure et sur le début de sa maladie. Il entendait « comme des voix d'anges dans les airs ». Ces voix ne s'adressaient pas à lui, mais parlaient entre elles, disant : « Il est mort, c'est un homme perdu, jamais il ne se tirera de là, etc. » Il rit maintenant de ses hallucinations et se rend compte qu'il sort de maladie.

On l'occupe dès lors à différents travaux dans la maison. Le 2 décembre il rentre guéri dans sa famille.

Variations du poids.

15 viii 1895......	60 k.		14 ix......	63 k.
20 vii...........	59		21.........	63
27...............	58		5 x........	65
3 viii............	60		19.........	65
10...............	61		2 xi.......	67
17..............	61		9..........	68
24...............	63		16.........	69
31...............	63		23.........	70
7 ix............	63			

OBSERVATION IV

Délire dépressif à forme mélancolique. — Durée : 2 semaines. — Traitement par le lit.

Rosa S..., domestique, âgée de 28 ans, est fille de cultivateurs du Wurtemberg. La famille ne présenterait pas de taxe névropathique (?).

En 1886, R. S..., a déjà subi une première atteinte de dépression mentale pour laquelle elle a été en traitement pendant 7 semaines dans un asile de Stuttgart. Ses derniers maîtres, chez lesquels elle sert depuis 2 ans n'ont jamais rien observé d'anormal dans son attitude. D'un caractère facile, très réservée, elle s'acquittait avec régularité de ses devoirs. Sa santé a été bonne.

Le 19 février 1897, 4 jours avant son admission, comme sa maîtresse refusait à sa cuisinière un congé, Rosa S..., prend ce refus pour elle, commence à pleurer, à se lamenter, disant qu'elle ne méritait d'être traitée ainsi, sans vouloir rien entendre des explications qu'on lui donne. — Le 22 février au matin, après une nuit d'insomnie, elle se lève anxieuse et vient éplorée se jeter aux genoux des enfants, leur demandant pardon pour les fautes qu'elle a commises, les mensonges qu'elle a faits. Elle s'accuse avec désespoir de péchés imaginaires, assure qu'elle n'a jamais eu d'enfants, supplie qu'on ne là jette pas en prison. Transférée dans une clinique privée, son agitation, ses cris, les violences qu'elle exerce sur son entourage, obligent de l'amener à l'asile.

Jeune fille de petite taille, léger exophthalmos ; d'ailleurs pas d'anomalie physique ni de trouble somatique. Apyrexie ; pouls 100, rég. Urine normale. Pas de troubles sensitifs. — Très agitée, à l'entrée, elle est mise au bain où 3 infirmières ont de la peine à la maintenir. Au bout d'une heure le calme apparaît, suivi bientôt d'une immobilité absolue. Elle reste étendue dans son lit sans un mouvement, les yeux clos, la couverture ramenée sur la tête, sourde à toutes les sollicitations. — Son visage, inerte, porte une expression de stupidité. Au moment des repas, elle se met sur son séant, avale rapidement tout ce qu'on lui présente et retombe de suite dans son état de torpeur qu'elle conserve pendant 3 jours et 3 nuits sans qu'on puisse obtenir d'elle la moindre réaction. — Le 4e jour, elle demande spontanément « à quitter cette maison de fous, parce qu'il n'y a ici que des pécheurs damnés pour l'éternité ».

Les réponses, difficiles à obtenir, sont lentes, brèves, émises d'une voix basse et hésitante, entremêlées de soupirs, de sourires niais, de silences prolongés, accompagnées de rougeurs fugitives, mais décèlent une orientation parfaite avec souvenir des faits récents. — Depuis lors, la face reprend une expression plus intelligente, l'anxiété disparaît peu à peu. Le sommeil est encore agité, troublé par des rêves pénibles (visions de squelettes, elle assiste à son propre enterrement). — Le 7 mars, après deux semaines de séjour au lit, Rosa S. travaille à la salle de couture, entièrement rétablie. Aucun médicament ne lui a été administré. — Le 13 mars elle quitte l'Asile. Le poids a augmenté de 3 k.,³ (45 k.⁵), du 25 février au 8 mars (49 k.).

Dans les états d'*excitations maniaques* et particulièrement dans la *manie franche*, le séjour au lit ne nous a pas paru avoir abrégé la durée de la maladie. Appliqué dès le début, il amène, en général rapidement, en quelques jours, une atténuation sensible du syndrôme principal, l'excitation psycho-motrice. Chez quelques malades, trop rares, cette amélioration obtenue les premiers jours, se poursuit jusqu'à la convalescence sans rétrocession. Chez d'autres, au contraire, une recrudescence des symptômes maniaques apparaît, toutes conditions extérieures restant les mêmes. Néanmoins, que l'on lève le maniaque observé pendant quelque temps au lit et l'on notera presque régulièrement une aggravation de son état. Trouvant autour de lui des aliments continuels à ses conceptions délirantes, il se livre à toutes les extravagances, ajoute à son délire des paroles celui des actes et donne libre cours à son besoin toujours inassouvi de mouvement et d'activité. Qu'on l'isole, qu'on le mette en cellule, l'agitation ne fera qu'augmenter. Seul, sans contrôle, il se met à déchirer ses vêtements, à détruire tout ce qui se trouve à sa portée, à barbouiller les murs d'ordures, toutes choses qui sont aisément évitées lorsqu'on soumet le maniaque à une surveillance continue, au lit. Lorsqu'il présente une tendance à la destruction, on revêtira le patient d'un costume de toile forte, on lui donnera des couvertures indéchirables. Nous sommes parvenus à supprimer ainsi totalement l'isolement cellulaire chez les agités aigus et à garder les maniaques les plus turbulents au lit, d'où ils ne sortaient que pour se rendre au bain prolongé.

Le maniaque voit, écoute, observe et remarque tout ce qui se passe autour de lui. Tout ce qui est obstacle l'irrite. Avec un jugement et une perspicacité qui semblent incompatibles avec son apparente incohérence, il apprécie d'ordinaire à leur juste valeur les procédés dont on use à son égard. Il distingue très bien parmi les infirmiers ceux qui le traitent avec douceur, se laisse plus volontiers approcher par eux, leur témoigne même de l'affection. Guéri, il conserve d'habitude un souvenir exact de toutes les phases de sa maladie, se rappelle le détail de ses faits et gestes dont il reporte quelquefois à tort la cause sur les circonstances extérieures. — Dans les formes légères, l'orientation et la conscience de l'état morbide peuvent être absolument intactes, tandis qu'elles paraissent faire défaut dans la manie grave. Quel que soit d'ailleurs le degré de conservation de cette conscience, il n'en est pas moins démontré par la pratique quotidienne que, plus peut-être que tous les autres aliénés, le maniaque est accessible à l'influence des causes exogènes. Dans ces circonstances, il convient avant tout de le maintenir au lit autant que faire se pourra,

quitte à employer à cet effet deux et même trois gardiens. — Les dépenses extraordinaires de forces, auxquelles, il est vrai, résiste d'ordinaire l'agité maniaque,
constituent une indication nouvelle de l'alitement.
Une alimentation fréquente, le rappel du sommeil par
des bains tièdes ou des enveloppements humides, con-
tribuent à conserver un état somatique satisfaisant.

En ce qui concerne la durée de la manie, si variable
d'ailleurs, nous le répétons, nous ne croyons pas
qu'elle soit raccourcie par le séjour au lit. Éviter la
dénutrition (collapsus), atténuer les symptômes d'agitation, supprimer les scènes de violence, assurer la
sécurité du malade et du personnel, tels sont les avantages que réalise l'alitement systématique dans la
manie.

OBSERVATION V

*Manie aiguë franche chez une femme de 36 ans. — Guéri-
son au bout de 6 mois. — Pas de médicament. — Séjour
continu au lit.*

Z. Jenny, 36 ans, ménagère, entre à l'Asile le 30 mars 1896.
Une sœur du père, actuellement guérie, a été soignée pendant
8 mois pour une affection mentale indéterminée.

Mariée depuis 10 ans, jouissant d'une bonne santé habituelle,
Jenny L., n'a jamais présenté le moindre indice qui pût faire
supposer chez elle l'existence d'une anomalie quelconque. Son
naturel était gai, enjoué, sujet à des fluctuations normales. —

L'année dernière elle s'était cependant plainte à plusieurs reprises de fatigue, d'insomnie ; un séjour à la campagne l'avait remise. — 5 enfants, couches faciles, la mère a nourri, pas de troubles mentaux. Le dernier accouchement a eu lieu il y a 5 mois.

D'après le mari, la maladie actuelle aurait débuté il y a 15 jours seulement, par un changement du caractère, une grande instabilité. Sa femme d'abord pensive et calme, se livre à des monologues animés. Elle perd le sommeil, abandonne les soins de son ménage, néglige ses enfants. Les jours suivants l'agitation s'accroît. Elle discourt avec emphase, lit la Bible, chante des cantiques qu'elle émaille de fragments de chansonnettes, gesticule, apostrophe les passants.

De petite taille, noire, sèche sans paraître amaigrie, la malade présente une forte excitation psycho-motrice, nuit et jour, elle tapage, chante, crie, siffle, saute de côté et d'autre dans son lit qu'elle garde assez volontiers dès le 3e jour. Satisfaite, expansive, exultante de gaieté, elle se déclare contente de tout, se montre souple et docile. L'orientation générale est conservée. Pas de troubles physiques ; le pouls est fort, régulier, fréquent, 120.

Malgré une conservation parfaite de l'appétit, le poids diminue de 3 kilog. pendant les deux premières semaines.

Pendant le mois de mai, l'agitation ne fait qu'augmenter. La patiente cherche à frapper les infirmières, insulte le médecin, jette les aliments à la tête de celle qui les lui apporte.

Pendant la matinée au bain. Pas de médicaments, suralimentation.

Jusqu'au milieu d'août, on ne note pas de changement ; les nuits sont un peu meilleures. Puis graduellement dans le courant de septembre, la convalescence s'installe. Moins turbulente elle s'intéresse à de petits ouvrages, réfléchit à sa situation, songe à rentrer dans le sein de sa famille.

6 ix. Dort toute la nuit, demande de quoi écrire et remplit

deux cahiers de desseins, d'excentricités où ses souvenirs d'enfants, de jeune fille, de femme mariée viennent se mêler dans un chaos indescriptible, passant du plaisant au sérieux, reliés par des assonnances de mots, associés sans ordre et sans logique apparente. Le poids qui est de 32 kilog. le 7 septembre, augmente de 5 kilog. en 14 jours.

Le 15 septembre, la malade reste debout tout le jour, travaille à la salle de couture. Elle rentre chez elle entièrement rétablie le 29 septembre. Poids 38 kilog.

OBSERVATION VI

Manie aiguë chez une dégénérée traitée pendant 9 mois par l'alitement. — Guérison au bout d'un an.

L.. Marie, 38 ans, avait déjà séjourné (1882) 6 mois dans notre asile pour agitation maniaque. Elle était sortie guérie.

Le père, homme de peine, est mort subitement (50 ans) à la suite de l'ingestion d'un mélange de liqueurs qu'il s'était vanté d'avaler. — Un frère, buveur.

De petite taille, contrefaite, Marie L. a toujours été considérée comme anormale. Domestique depuis 15 ans, ses maîtres n'ont eu qu'à se louer du zèle et de l'honnêteté scrupuleuse qu'elle apportait à tout ce qu'elle faisait. Mais son intelligence était médiocrement développée, son humeur inégale, son caractère enclin à des emportements subits et disproportionnés à leur cause.

Ce deuxième accès de manie a débuté il y a 8 jours.

A son arrivée, elle a la face vultueuse, les cheveux défaits, les vêtements en désordre, pérore sans arrêt, le verbe haut, le geste rapide, violent. Très vive, elle remarque les moindres détails, happe au passage les mots qu'elle entend, les incorpore à son verbiage incessant, se débat, menace, rit aux éclats, fait des jeux de mots, apostrophe et invective tout le monde sans distinction.

Nombreux stigmates de dégénérescence. La taille est petite, le rachis légèrement cyphotique; le front bas, étroit, fuyant; les fentes palpébrales, obliques, encadrent des yeux un peu exorbitants; les zygomes, le maxillaire inférieur sont proéminents, les dents irrégulièrement implantées, le lobule de l'oreille adhérent. — Le corps thyroïde est normal. — Un examen sommaire ne révèle pas de trouble physique; l'appétit est augmenté, le pouls fréquent et tendu.

Pendant 9 mois consécutifs, jusqu'à la fin de décembre, la malade est constamment maintenue au lit. A part quelques rares périodes d'accalmie qui durent une semaine au plus, pas de modification importante. Violente, grossière, obscène parfois, elle est dans une agitation incessante qui cède vers le soir après un bain prolongé qui lui procure quelques heures de sommeil. Souvent, pendant la journée, elle s'assoupit quelques instants pour reprendre bientôt après ses ébats. Au commencement de janvier 1897, on note une atténuation progressive des symptômes maniaques. D'agressive, la patiente devient douce, propre et convenable.

Le 20 janvier, après quelques essais préalables, on la transfère dans le quartier des malades tranquilles où elle demande spontanément à travailler. — Le 15 février, elle est jugée suffisamment remise pour habiter une petite colonie (open-door) à proximité de l'asile, vaque régulièrement aux travaux qu'elle a choisis. — Maintenant complètement rétablie, elle apparaît en son état habituel, d'un caractère bizarre et variable, d'une intelligence restreinte qui justifie la grande confiance qu'elle a dans ses capacités médiocres.

Exit le 8 mai.

Poids :

Avril 1896	33 k.⁵	Novembre	38 k.⁵
Mai	34⁷	Décembre	39
Juin	35	Janvier 1897	39
Juillet	36⁸	Février	39
Août	36	Mars	40
Septembre	38⁵	Avril	40⁵
Octobre	38	Mai	41

A propos de la répartition des différentes catégories d'aliénés dans le quartier de surveillance continue, nous avons déjà eu l'occasion de dire quelques mots de l'alitement des *paralytiques généraux* arrivés au dernier stade et d'insister sur les soins spéciaux dont il facilite l'administration. Nous avons dit également qu'il importe de soumettre le paralytique au repos du lit pendant ses périodes d'excitation ou de dépression, lorsqu'il est atteint de troubles de la digestion ou quand on observe chez lui les signes précurseurs d'une attaque apoplectique ou convulsive. 51 paralytiques généraux, (36 hommes et 15 femmes) ont été traités. Tous ont été alités pendant un temps variable. En appliquant cette mesure au moment opportun nous sommes parvenus à restreindre notablement le nombre des attaques. En effet, chez ces 51 paralytiques, nous ne notons que 33 attaques pendant les de : dernières années, dont 14 chez un seul malade, tandis que la proportion des deux années précédentes est d'un tiers plus forte. Cette diminution est due sans doute en grande partie, au fait que l'on arrive aisément à éviter chez un malade alité les troubles gastriques et intestinaux qui paraissent souvent être pour les paralytiques la cause déterminante des attaques apoplectiformes et épileptiformes.

Toute chance de curabilité étant éliminée, le séjour au lit ne constitue donc dans la paralysie générale qu'un moyen préventif contre l'accentuation des désordres existants, un frein dans la marche de la maladie. Malgré la facilité habituelle du diagnostic de l'affection confirmée, il a cependant été publié un nombre assez grand de cas, dont le tableau clinique revêt tous les traits de la paralysie progressive et dont l'évolution ultérieure vient infirmer la nature supposée. Le psychiâtre n'aura alors qu'à se louer de la stricte observation des indications de l'alitement. — Voici un cas resté longtemps douteux que nous avons eu l'occasion de suivre récemment.

OBSERVATION VII

Anna X...., 41 ans, cuisinière. Père mort d'une attaque d'apoplexie. Un oncle paternel a été traité pendant plusieurs années avant sa mort pour une hémiplégie gauche avec trouble mentaux. — Une sœur, forte, congestive, est sujette à des maux de tête fréquents.

Pas d'antécédents pathologiques jusqu'à 35 ans.

Mariée à 21 ans, elle a de cette union une fille de 20 ans qui a toujours été bien portante. Veuve au bout de 2 ans, elle va de place en place, à Paris, Londres, Liverpool, Marseille. En 1890, elle épouse un ouvrier qui lui donne la vérole au bout de 6 mois. Fausse couche en 1891. Depuis lors, mari et femme suivent jusqu'en mai 1896 une cure spécifique continue.

C'est à cette époque que remontent les premiers symptômes d'aliénation mentale, caractérisés jusqu'au mois d'août par une tristesse inaccoutumée, des périodes d'insomnie intermittente. La mémoire faiblit, les actes deviennent incohérents (oublie la viande pour faire le bouillon, fait des erreurs de compte, rend plus de monnaie qu'on ne lui en a donné, etc.). Cet état empire progressivement. La malade se plaint de violents maux de tête, devient méchante, aggressive. Son mari l'envoie chez ses parents à Berne espérant que le séjour de la campagne la remettra. Elle descend du train à Fribourg et va se promener dans les bois où la police la découvre au bout de 2 jours seulement.

Admission le 15 octobre 1896. La malade est fortement agitée, sort à tout instant de son lit, déchire son linge. Complètement désorientée, elle croit être dans une prison tenue par sa sœur, ne sait dire depuis quand elle s'y trouve, ignore la date du jour, l'année courante. Son nom même lui a échappé. Elle s'est mariée 3 fois, le médecin qui l'interroge est son dernier mari, à l'instant elle revient du marché, etc.

De grande taille, très robuste, fortement constituée, Anna L. présente en résumé les signes suivants. Congestion céphalique intense ; léger embarras de parole ; tremblement à oscillations rapides de la langue et des mains ; de temps en temps le corps tout entier est agité d'un tremblement général, comme d'un frisson. Pas d'ataxie. Les réflexes patellaire, tricipital, massétérin sont très nettement exagérés. La pupille droite réagit moins bien à la lumière que la gauche. — Apyrexie ; cœur, pouls, rien à signaler. Appétit augmenté ; gâtisme. — L'urine est normale. — Au point de vue psychique : confusion avec manque absolu de la conscience de son état maladif.

Jusqu'à la fin de mars 1897, la malade est maintenue constamment au lit, aucun des symptômes précités n'ayant rétrocédé ; le sommeil est cependant plus régulier. — Un traitement ioduré d'un mois (cessé le 1ᵉʳ janvier 1897), n'a pas amené le moindre changement. — Puis, insensiblement la confusion se dissipe, l'orientation apparaît. La malade se voit à l'hôpital, très étonnée de s'y trouver et n'ayant aucun souvenir des 5 mois précédents. L'humeur s'égalise, l'intérêt des choses ambiantes se développe avec le rappel encore incomplet des faits antérieurs à son délire. (L'examen des différents modes de la sensibilité qui, nécessairement sommaire lors de l'admission, n'avait décelé qu'une analgésie peu marquée, peut maintenant être pratiqué d'une façon complète et démontre l'absence de troubles sensitifs).

Le 5 avril, la patiente, levée depuis une semaine pendant 3 heures par jour descend à la salle de travail où elle réagit normalement. — L'exploration des réflexes tendineux, qui étaient encore exagérés 2 semaines auparavant, les montre normaux. Il persiste une petite inégalité pupillaire avec lenteur de la réaction lumineuse. Céphalées nocturnes ; congestion céphalique.

A aucun moment de son séjour à la salle de surveillance, A. X. n'a présenté d'idées délirantes nettement déterminées, ni mégalomanie, ni dépression accentuée. Le symptôme confusion dominait le tableau (ce qui d'ailleurs a souvent été noté dans la paralysie progressive du sexe féminin).

19 Mai. — Menstrues pour la 1ʳᵉ fois depuis l'admission. Légère dépression cérébrale, abattement. Elle se croit incurable, désespère de pouvoir jamais reprendre ses occupations. — Alitement pendant 8 jours. — Les règles apparaissent pour la 2ᵉ fois, sans accident, le 11 mai. Depuis cette époque, la malade est transférée à la colonie (open-door). A ce moment, elle n'a aucun souvenir des 3 premiers mois de sa maladie. A part cette lacune, la mémoire est bonne.

Impressionabilité remarquable ; le tremblement des membres supérieurs est encore assez fort, augmente sous l'influence des émotions. La patiente conserve contre son mari des préventions injustifiées, l'accuse de l'avoir dépouillée de ses économies. — Quelques semaines plus tard, ces derniers vertiges s'effacent, elle récupère entièrement l'exercice de ses facultés.

Les céphalées (localisées au vertex) cèdent bien au régime lacté, à l'administration réglée de laxatifs. — L'état général s'améliore notablement.

En prévision d'une rechute possible, Anna X..., a été gardée encore pendant 4 mois, sans être soumise à aucun traitement. Elle quitte l'asile le 8 septembre pour rentrer dans sa famille d'après laquelle elle a retrouvé entièrement son état mental habituel, caractérisé par une certaine mobilité affective qui la portait, auparavant déjà, à exagérer ses joies et ses soucis. Au moment de la sortie, le tremblement des mains n'a pas tout à fait disparu, les pupilles réagissent encore paresseusement à la lumière (1).

Variations du poids :

Octobre 1806..	56 k.	Avril 1897..	55 k.
Novembre	52	Mai.........	56
Décembre	47	Juin	56
Janvier 1897 ..	46ª	Juillet......	57
Février.......	40	Août	57ª
Mars.........	52	Septembre..	59

Qu'il nous suffise de rappeler ici les avantages très réels que l'on obtient par l'alitement transitoire dans les périodes d'exacerbation des différentes autres for-

(1) Nous apprenons que le 2 novembre 1897 la famille de la malade la replace à l'asile, ses idées de persécution étant apparues de nouveau. On constate à ce moment de l'inégalité pupillaire sans altération notable des réflexes lumineux et d'accommodation, et le même embarras de parole observé au début du premier séjour et qui avait complètement disparu vers sa fin.

mes de la folie. Celles que nous venons de passer en revue contiennent toutes les indications symptomato- logiques.

En ce qui concerne l'épilepsie-vraie, nous n'avons pas d'expérience personnelle. Neisser a signalé la diminution de fréquence et d'intensité des crises convulsives.

Une mention spéciale doit être faite pour les cas de neurasthénie grave. Ils sont essentiellement justiciables du repos prolongé au lit comme l'a établi depuis longtemps Weir-Mittchell. La cure de l'épuisement nerveux chronique réclame avant tout un traitement lent, procédant par étapes dont les transitions soient insensibles pour le malade. Les médicaments sont de peu d'action, quand ils ne nuisent pas. Le régime physique et intellectuel, la captation de la confiance du malade auquel on s'efforcera d'imposer des habitudes nouvelles, absorbent tous les efforts du médecin. Le lit lui sera d'un précieux secours, particulièrement lorsqu'il aura à combattre l'indifférence ou l'aversion du neurasthénique pour les aliments ou des idées délirantes de nature obsessive.

Le *delirium tremens* évolue aussi très favorablement sous l'influence calmante du décubitus prolongé. L'absence complète de la contrainte que l'on est obligé d'employer dans les hôpitaux généraux où échouent à tort les délirants alcooliques, contribue dans une large mesure à diminuer l'intensité et la durée de l'agitation. Nous avons eu récemment l'occasion de nous convaincre de ce fait chez une absinthique, en proie depuis deux jours à de violentes crises épileptiformes, avec état comateux intermédiaire. En 4 jours, par le repos seul, sans médicament, elle était entièrement rétablie.

Voici une observation de délire alcoolique subaigu qui démontre clairement l'importance du décubitus prolongé dans les cas d'épuisement grave.

OBSERVATION VIII

Délire alcoolique (hallucinations de la vue, de l'ouïe et de la sensibilité générale ; forte agitation). — Guérison au bout de 5 mois. — Traitement par le lit.

C. Ed., limonadier, âgé de 28 ans, a une hérédité convergente chargée. Son père souffre de névrites chroniques (mal perf. plantaire). Sa mère, d'un tempérament très nerveux, est impressionnable, souffre de maux de tête. Deux oncles maternels, atteints de troubles cérébraux, se sont suicidés : l'un s'est pendu, l'autre noyé.

D'une intelligence peu développée, C. a eu de la peine à faire ses classes. Dès l'âge de 20 ans, il se livre à des abus de boissons variées ; de vin rouge d'abord, puis de rhum, de cognac, d'absinthe. Pas de maladies graves antérieures.

Depuis 5 semaines, il se plaint de douleurs vagues, de maux de tête continus qui le privent de sommeil. Obligé de quitter son travail, dont il s'acquittait d'ailleurs très irrégulièrement depuis quelques mois, il s'alite et commence à présenter des signes de dérangement d'esprit. Sa sœur lui ayant raconté (20 mai) l'histoire d'une de ses connaissances qui a été arrêtée pour faux, il s'accuse de ce délit. C'est lui le seul coupable, il a fait pour 5 millions de faux, il est perdu d'honneur, il faut absolument qu'il se tue. Dans la nuit du 24 mai, échappant à la surveillance des siens, il se lève, prend un rasoir et se fait une profonde blessure au cou. Trouvé au matin baigné dans son sang, il est transporté à l'Hôpital cantonal. Malgré une faiblesse extrême occasionnée par sa forte perte de sang, la plaie se cicatrise rapidement et, le 4 juin 1896, il est transféré à l'Asile. Pendant son séjour à l'hôpital, il fit deux tentatives de suicide, la 1re fois en essayant de se pendre à la corde de son lit, la 2me en avalant d'un trait une potion de bromure qu'on lui avait prescrite.

De taille moyenne, très amaigri, C. a un teint terreux, cachectique.

Crâne brachycéphale, asymétrique ; léger exopthalmos. Fort tremblement des mains et de la langue. Réflexes normaux. Pas de troubles nutritifs ; les troncs nerveux ne sont pas douloureux à la pression. Pouls très faible.

Hallucinations continuelles de la vue et de l'ouïe. Cette dernière, conservée des deux côtés, est fortement diminuée à gauche par l'existence d'un rétrécissement congénital du conduit auditif externe.

Malgré la conservation parfaite de l'orientation, il est légèrement inquiet pour sa sûreté personnelle, car il a vu pendant la nuit les infirmiers exécuter par l'électricité les dix malades qui partagent la salle avec lui ; il a vu les contorsions des mourants, entendu leurs cris d'agonie. De tous côtés, on dit du mal de lui, on l'insulte, on le calomnie ; il est accusé à tort de tous les crimes, des plus grands forfaits. Malgré une surveillance incessante, il parvient, dans son désir de se tuer, à se jeter à terre, frappant violemment de la tête contre le plancher, le bord de son lit. Insomnie partielle et cauchemars (zoopsie).

Cet état se maintient sans changement pendant un mois. Après une augmentation de 3 kil. pendant la 1re semaine, le

poids diminue, l'alimentation étant insuffisante. Traitement :
Lit, pas de bains prolongés eu égard au mauvais état général,
préparations ferrugineuses.

20 juillet. Mange beaucoup mieux depuis 2 jours. Pouls régulier, petit, inégal, 70. Léger œdème malléolaire. Les endroits
contus conservent une pigmentation couleur café au lait.

25 juillet. — Par moments le désespoir est profond ; il demande à grands cris qu'on le mette au cachot jusqu'à la fin de
ses jours puisqu'il est incapable d'aucune bonne action. Hémo-
globine 90 0/0.

13 août. — Amélioration sensible, disparition presque complète des hallucinations, cohérence plus grande du langage.
Le sommeil est régulier, l'appétit excellent. — On lève le malade une partie de la journée.

16 août. — Rit de ses idées de suicide, reconnaît l'absurdité
de ses persécutions imaginaires, mais conserve encore des doutes
sur sa culpabilité.

5 septembre. — Depuis 8 jours, il est maintenu levé ; a repris
de l'entrain, travaille avec ardeur. Timide et confiant il a recouvré
toute sa santé ; son état physique est des plus réjouissants.

Sur la demande de la famille qui désirerait le voir renoncer
totalement à l'usage de l'alcool, C..., est resté à l'Asile jusqu'au
13 octobre. Il pèse 20 kilogr. de plus qu'à son entrée.

8 juin 1897	51 k.	23 août......	61 k.
21	52	6 septembre.	63
12 juillet........	52	21	67
26	83	13 octobre....	70
9 août..........	59		

Qu'on nous permette de terminer ce chapitre par
quelques données statistiques. Le quartier de surveil-

lance a été installé dans le cours de l'année 1894, mais n'a fonctionné régulièrement qu'à la fin de la même année. Les observations faites s'étendent sur les malades traités du 1er janvier 1895 au 1er janvier 1897.

Pendant ces deux années, la clinique a eu en traitement 380 malades dont 60,75 0/0 hommes et 58,60 0/0 femmes ont séjourné dans les salles de surveillance permanente. Cette proportion établie à partir du moment où l'alitement a pu être pratiqué dans tous les cas où il était indiqué, s'est maintenue à peu près la même dans l'une et l'autre année :

	Hommes	Femmes	
1895.	61,24 0/0	58,27 0/0	59,67 0/0
1896.	60,28 0/0	58,94 0/0	

Le nombre plus élevé des agités chroniques chez les hommes donne lieu à une quantité un peu plus élevée d'alités que chez les femmes. Cette moyenne de 59,67 0/0 n'a d'ailleurs qu'une signification secondaire puisqu'elle comprend les nouveaux entrants qui passent tous sans exception quelques jours au moins dans le quartier de surveillance.

Si nous considérons les chiffres qui se rapportent à l'effectif journalier moyen (182 en 1895, 188 en 1896), nous constatons qu'un quart environ (44) des malades est continuellement alité.

	Hommes	Femmes	
1895.	23,86 0/0	25,53 0/0	} 23,80 0/0
1896.	20,83 0/0	25 0/0	

Psychoses aiguës sorties guéries : 5,37 0/0.

De ce tableau, il ressort qu'en général, il y a un peu moins d'hommes alités que de femmes, ce qui tient à la fréquence plus grande des états aigus chez celles-ci, fréquence qui contrebalance et plus la prépondérance des psychoses organiques et des agités chroniques chez ceux-là. Et tandis que tous les aliénés aigus appartiennent nécessairement au lit, les paralytiques généraux n'y sont confinés d'une manière continue que pendant la dernière période de la maladie, ce qui diminue d'autant les journées d'alitement.

Isolement cellulaire momentané :

		De nuit	De jour	
1895	Hommes	3,80 0/0	1,80 0/0	} 2,77 0/0
	Femmes	4,25 0/0	1,20 0/0	
1896	Hommes	2,75 0/0	1,25 0/0	} 2,32 0/0
	Femmes	4,20 0/0	1,10 0/0	

Le chiffre moyen des malades isolés, relativement élevé, déjà moindre en 1896 qu'en l'année précédente, est appelé à s'abaisser graduellement à mesure que l'Asile sera débarrassé des chroniques agités dont l'isolement se pratique depuis longtemps et a été institué antérieurement à l'installation du quartier de surveillance. Des aliénés entrés pendant les cinq dernières années, aucun n'a été soumis à l'isolement cellulaire prolongé, ni de jour, ni de nuit

---

Le séjour prolongé au lit appliqué aux maladies mentales est utile comme mesure générale : il facilite le traitement et l'observation des malades, diminue, supprime presque l'isolement cellulaire et donne à l'asile l'aspect désirable d'un hôpital ordinaire.

En tant que moyen thérapeutique, il est spécialement indiqué et favorable dans les états aigus avec agitation motrice et dans les psychoses asthéniques.

On ne peut fixer de règle absolue pour son emploi systématique.

BIBLIOGRAPHIE

1. Coelius Aurelianus. — Acutorum morborum libri III; chronicorum morborum libri V. — Lausannae, 1774.

2. Lamarque. — Considérations sur l'usage du lit en santé et en maladie. Paris 1816.

3. Gros (J.-P.). — Essai sur le lit considéré comme moyen thérapeutique et nouvelles recherches pour l'améliorer. Paris, 1819.

4 Pinel (Sc.). — Traité complet du régime sanitaire des aliénés, etc. 4° Paris, 1836.

5. Esquirol. — Des maladies mentales, etc. Paris, 1838.

6. Trélat (M.) — Recherches historiques sur la folie. Paris, 1839.

7. Guislain (J.). — Leçons orales sur les phrénopathies. Gand, 1852.

8. Parchappe. — Des principes à suivre dans la fondation et la construction des asiles d'aliénés. Paris, 1853.

9. Conolly (J.) — The treatment of the insane without mechanical restraint. 8° London, 1856.

10. Brosius. — Irrenfreund, 1862, n° 6.

11. Falret (J.) — Les asiles d'aliénés de la Hollande. *Ann. méd. psych.*, 1862. t. I.

12. Bonnet (H.). — Revue rétrospective sur la science mentale. *Ann. méd. psych.*, 1863, t. I.

13. Griesinger. — Traité des maladies mentales (Trad. de la 2e éd. allem.). Paris, 1865.

14. Erlenmeyer (A.). — Symptômes et traitement des maladies mentales à leur début. (Trad. de la 5e éd. allem.). Paris, 1868.

15. Parchappe (M.). — Article « Aliénés », du *Dict. encycl. des sc. méd.*, 1869.

16. Fonssagrives. — Article « Allitement », du *Dict. encycl. des sc. méd.*, 1869.

17. Genève. — Reisebericht durch die Irrenanstalten Deutschlands und der Schweiz. — *Allg. Ztschr. f. Psych.*, t. XXVIII, p. 78 p. 363.

18. Brochin. — Article « Maison de santé » du *Dict. encycl. des sc. méd.*, 1876.

19. Rabow — Behandlung der psychischen Erregungs Zustände. — *Berl. Klin. Wochenschr*, 1876, no 23, p. 322.

20. Meyer (L.). — Das ärztliche System der Marburger Anstalt. — *Arch. f. Psych.*, t. VII, p. 224.

21. Wille. — Allg. Gräundstze bei der Behandlung der Psychosen. — *Berlin. Klin. Wochenschr*, 1878, no 3.

22. *Id.* — Bericht über die Irrenanstalt Basel. Bâle, 1879.

23. Paetz. — Bericht über die prov. Irrenanstalt Rittergut Alt Scherbitz für 1880-1881.

24. Mendel — Die Manie. Wien 1881.

25. Flersheim. — Die Behandlung der Manie in der Bettlage Dissert. Göttingen 1881.

26. Burckhardt. — Maison de santé de Préfargier, 1882. Neuchâtel.

27. Weir-Mitchell. — Du traitement méthodique de la neurasthénie et de quelques formes d'hystérie. Paris, 1883.

28. Hurd (H.). — The minor treatment of insane patients. Alièn. and Neurol. et *Amer J. of. Insan*, octobre 1883. Anal. in *Allg. Ztsch. f. Psych*. T. XLI, p. 223.

29. Boubila. — Asiles de Norvège, de Suède et de Danemark. — *Ann. med. psych*. 1884, t. I, p. 235-256.

30. Billod (E.). — Les aliénés en Italie, etc., 8° Paris, 1884.

31. Burckhardt. — Maison de santé de Préfargier. 1884. Neuchâtel.

32. V. Gudden. — Ueber die Einrichtung von sogennanoten Ueberwachungsstationen. — *Allg. Ztschr. f. Psych*. T. XLII, p. 484.

33. Lindenborn (H.). — Allg. pathol. Betrachtungen über das Vorkommen u. die Bedeutung der Unreinlichkeit der Geisteskranken. — 8° Berlin, 1886, *in Arch. f. Psych..*, t. XVII.

34. Lentz. — De la surveillance de nuit dans les asiles d'aliénés. — Anal. in *Bull. soc. de med. ment. de Belgique*, 1886, n° 41, p. 72.

35. Meyer (L.). — Die Behandlung der psychischen Erregungs und Depressionszustande. *Therap. Monatsch*. 1887, mai, p. 163.

36. Paetz. — Ueber Einrichtung von Ueberwachungsstationen. — *Allg. Ztschr. f, Psych*. T. XLIV, p. 424.

37. Tuczek. — Discussion zu dem Vortrag von Paetz. *Ibid*, p. 534.

38. Ball et Lemoine. — Traitement de la lypémanie anxieuse. — *Ann. med. psych*. 1888, t. I, p. 213.

39. Schüle. — Traité clinique des maladies mentales, (*trad. de la 3 éd. all.*). Paris, 1888.

40. Buffet. — A travers asiles, Luxembourg, 1889.

41. Scholz. — Ueber Wachabtheilungen in Irrenanstalten. — *Allg. Ztschr. f. Psych*. T. XLV, p. 235.

42. Monod. — Les cellules d'observation des aliénés dans le hospices. — *Arch. de neurol.* 1889, XVIII, p. 804.

43. Neisser (Cl.) Die Bettbehandlung der Irren. *Berlin. Klin. Wochenschr.* 1890, n° 38.

44 Kowalewski. — Hygiène et traitement des maladies mentales et nerveuses. 8°, Paris, 1890. Anal. in *Allg. Ztschr. f. Psych.*, T. XLVIII, p. 24.

45. Ritti. — « Chronique ». *Ann. med. psych.* 1890, t. I, p. 364.

46. Kirchoff (Th.). — Grundriss einer Geschichte der deutchen Irrenpflege. Berlin, 1890.

47. Parant (V). — De l'emploi des moyens de contrainte dans le traitement des aliénés; état de la question en Angleterre. *Ann. méd. psych.*, 1890, XI. p. 286.

48. Sioli. — Bericht über die städt. Irrenanstalt Franckfurt a/M für 1890-91-92.

49. Meyer. (L.). — Die Irrenanstalt Göttingen, etc., Göttingen, 1891.

50. Bouveret (L.). — La neurasthénie. Paris, 1891.

51. Hebold. — Bettbchandlung und Zelle. *Allg. Ztschr. f. Psych.* T. XLVII, p. 686.

52. Feré. — Pathologie des émotions. Paris, 1892.

53. Griesinger. — Pathologie und Therapie der psychischen Krankheiten. 5te Aufl. Berlin, 1892.

54. Timofeieff. — Contribution au traitement des aliénés par le lit. (En Russe). *Arch. psych. neurol, etc.*, t. XIX, p. 117.

55. Scholz. — Lehrbuch der Irrenheilkunde. Leipzig, 1892.

56. Neisser. (Cl.). — Bettruhe bei Epilepsie Thérap. Monatsh. Mars, 1892. Anal. in *Ann. méd. psych.*, t. XVIII, p. 501.

57. Klinke. — Zur Geschichte der freien Behandlung und der Anwendung der Bettruhe bei Geisteskr. *Allg. Ztschr. f. Psych.*, t. XLIX, p. 668.

58. Paetz. — Colonisirung der Geisteskranken. Berlin, 1893.

59. Neisser. (Cl.). — Noch einmal die Bettbehandlung der Irren. *Allg. Ztsch. f. Psych.*, t. L., p. 447. Anal. in *Ann. méd. psych.* 1893, I, 2, p. 149.

60. Scholz. — Die nächste Aufgabe der Irrenpflege. *Allg. Ztschr. f. Psych.*, t. L., p. 694.

61. Scholz. — Ueber Fortschritte in der Irrenpflege. Leipzig, 1894.

62. Chaslin. — La confusion mentale primitive. Paris, 1895.

63. Kraepelin. — Ueber die Wachtabtheilung der Heidelberger Irrenklinik. — *Allg. Ztschr. f. Psych.*, t. LI, p. 1.

64. Dagonet (H.). — Traité des maladies mentales. Paris, 1894.

65. Cowles (E.). — Progress in the care and treatment of insane during the half-century. *Amer. J. of Insan*, 1894-95, LI, p. 10.

66. Levtchatkine. — Du séjour au lit des aliénés comme moyen thérapeutique adjuvant. *Rev. neurol.*, t. IV, n° 7, p. 217.

67. V. Bechterew. — Traitement des aliénés par le repos au lit. (Communication). Anal. in *Centr. Blatt. f. Nerv. u. Psych.* Mars 1897, p. 173. Anal. in *Revue neurol.* 1896, n° 2, p. 62.

68. Gowseieff. — Du séjour au lit des aliénés. Anal. in *Rev. neurol.* 1896, n° 23, p. 20.

69. Krayatsch. — Zur Behandlung chronisch Geistesgestörten *Jahrb. f. Psych. u Neurol.*, t. XIV, 1896. — Anal. in *neurol. Centr. Blatt.*, 1896, n° 8, p. 373.

70. Meyer (L.). — Le repos et l'exercice dans le traitement des maladies nerveuses et mentales. (anglais). *J. of mental sc.* 1896, IV. Anal. in *Arch. de neurol*, 1897, n° 13, p. 209.

71. Clouston. — Use of rest in the treatment of nervous and mental diseases. Anal. in *J. of mental sc.*, oct. 1896. *Allg. Ztschr. f. Psych.*, 1896, p. 77. *Arch. de neurol.* 1897, n° 16.

72. Serbski. — Discussion sur le rapport de Garnier au congrès de Nancy, 1896. *Arch. de neurol.*, 1896, n° 9, p. 245.

73. Timofeieff. — Compte-rendu sur l'emploi systématique du « séjour au lit » pendant 4 ans. *Obozrénye psych.*, etc., 1896, p. 5.

74. Kraepelin. — Psychiatrie. Leipzig, 1896.

75. Wattenberg. — Sollen wir isoliren ? *Allg. Ztschr. f. Psych.* t. LII, p. 928. Anal. in *Rev. neurol.* 1896, n° 17, p. 521.

76. Bernstein. — Sur le rôle du séjour au lit dans le traitement, des aliénés. *Ann. méd. psych.*, 1897, t. I, p. 53.

77. Heilbronner. — Bettbehandlung und Einzelzimmerbehandlung. *Allg. Ztsch. f. Psych.*, t. LIII, p. 717.

78. Hack Tuke. — Rest in bed. *Dict. of. psychol. med.*, vol. II, p. 1314.

79. V. Bechterew. — Ueber die Anwendung der Bettruhe bei Geisteskranken. *Centr. Bl. f. Nerv. u. Psych.*, août, 1897, p. 398.

80. Article « Decubitus » du Dict. encycl. des sc. médic.

81. Roubinovitch et Toulouse. — La mélancolie. Paris, 1897, p. 389.

Orléans. — Imp. MORAND rue Bannier, 17.

www.ingramcontent.com/pod-product-compliance
Ingram Content Group UK Ltd.
Pitfield, Milton Keynes, MK11 3LW, UK
UKHW020328130726
13696UKWH00003B/1221